北京大学经济学院 中青年学者文库

新型医疗保障体系中的农民工参保效果研究

MIGRANT WORKERS IN CHINA'S NEW HEALTH INSURANCE SYSTEM:
A STUDY ON THE EFFECTIVENESS OF COVERAGE

秦雪征 ◆ 著

北京大学出版社
PEKING UNIVERSITY PRESS

图书在版编目(CIP)数据

新型医疗保障体系中的农民工参保效果研究/秦雪征著. —北京：北京大学出版社，2017.3
（北京大学经济学院中青年学者文库）
ISBN 978-7-301-28211-3

Ⅰ. ①新… Ⅱ. ①秦… Ⅲ. ①民工—医疗保障—研究—中国 Ⅳ. ①R197.1

中国版本图书馆 CIP 数据核字(2017)第 053745 号

书　　　名	新型医疗保障体系中的农民工参保效果研究	
	XINXING YILIAO BAOZHANG TIXI ZHONG DE	
	NONGMINGONG CANBAO XIAOGUO YANJIU	
著作责任者	秦雪征　著	
责 任 编 辑	李笑男	
标 准 书 号	ISBN 978-7-301-28211-3	
出 版 发 行	北京大学出版社	
地　　　址	北京市海淀区成府路 205 号　100871	
网　　　址	http://www.pup.cn	
电 子 信 箱	em@pup.cn　　QQ:552063295	
新 浪 微 博	@北京大学出版社　@北京大学出版社经管图书	
电　　　话	邮购部 62752015　发行部 62750672　编辑部 62752926	
印 刷 者	北京宏伟双华印刷有限公司	
经 销 者	新华书店	
	730 毫米×1020 毫米　16 开本　14.75 印张　183 千字	
	2017 年 3 月第 1 版　2017 年 3 月第 1 次印刷	
定　　　价	42.00 元	

前　　言

　　医疗保障制度是一个国家公共卫生体系和社会保障体系的重要组成部分,该制度的完善也是我国当前医疗体制改革和"健康中国 2030"规划的重要目标。综观世界各国,几乎所有发达经济体都建立了全民覆盖的医疗保险体系,以保障医疗资源的可及性和平等性,从而提高人口健康水平。就我国来说,20 世纪 80 年代以来,我国逐步在城乡地区建立了以政府为主导、社会统筹与个人账户相结合的新型基本医疗保障制度。其中,主要的医疗保险平台包括以城镇正式就业职工为覆盖对象的城镇职工基本医疗保险(简称"城职保")、以农村居民为参保对象的新型农村合作医疗保险(简称"新农合"),以及用于保障城镇非正式就业人员及非从业居民的城镇居民基本医疗保险(简称"城居保")。各保障平台在筹资和管理方面具有相对独立性,尤其是新农合与其他城镇医疗保险之间在保障力度和管理体制方面存在较大差异,这使我国的基本医疗保险体系呈现出"城乡二元性"的特征。然而,作为我国特有的社会现象,一支庞大的农民工队伍处在城市和农村的衔接地带,如何覆盖这一流动人群成为健全我国医疗保障制度的关键环节。

自改革开放以来,户籍制度的松动和城乡收入差距的扩大使大量农村劳动力涌入城市和沿海发达地区就业,形成了人类历史上规模最大的人口流动过程和我国特有的农民工现象。农民工是城乡二元经济发展模式的产物,是在我国特定的历史时期出现的特殊社会群体。这一群体人数众多,是城市劳动力的一大来源,为城市的经济社会发展和我国改革开放后的经济腾飞做出了重要贡献。然而长期以来,农民工的医疗与健康状况并没有引起社会的足够重视。一些研究显示,农民工对基本医疗保险的参保意愿较低,对医疗资源的利用率不高,整体健康状况令人担忧。在 2003 年以后,随着各项基本医疗保障制度的建立,大部分在城镇就业的农民工可能同时具有新农合、城职保、城居保或其他补充医疗保险的参保资格。那么各种医疗保险对农民工的实际保障程度如何?它们对解决农民工群体"看病难、看病贵"的问题是否起到了实际效果,是否真正促进了农民工对医疗服务的使用,减轻了其看病负担并改善了其健康状况?进一步地,医疗保险的参与是否会引发劳动力市场的"连锁反应",是否改变了农民工对就业地的选择和城乡之间劳动力的流动态势?基于大样本数据所提供的实证经验结果,我们应该如何改革目前的医疗保险体系,从而改善农民工这一群体的健康和就业状况?这正是本书所要考察的中心问题。围绕这一核心命题,本书从以下三个方面展开详细的分析。

在第一部分(包含第 1、2 章),本书分别从理论和现实角度对相关学术文献和政策沿革进行了梳理,从而为本书的主体研究提供必要的背景介绍。其中,第 1 章在总结我国新型医疗保障体系的建立与改革历程的基础上,对农民工群体参与医疗保险的途径和效果进行了浅析,并由此提出城乡二元医疗保障体系中农民工所面临的特殊困境;第 2 章系统梳理了国内外关于医疗保险与劳动力市场关系的学术文献,从理论上探讨了医疗保险对劳动力流动、劳动力供求关系，以及劳动者就医、退休和储蓄等行为的影响，从而为后续的实证研究提供了理论基础。

第二部分（包含第3—6章）是本书的主体内容。其中，第3章基于2011年北京市农民工专项调研数据，从医疗服务可及性角度评估了不同医疗保险对农民工的实际保障作用；第4章采用卫生经济学领域标准的3A（Accessibility，Affordability ＆ Appropriateness）评估框架，利用2007—2010年国务院城居保试点评估入户调查数据，着重考察目前主要医疗保险政策在解决农民工"看病难、看病贵"问题上的实施效果（包括在减轻农民工的看病负担、促进农民工对正规卫生服务资源的使用、提高农民工群体的身体健康水平等方面的作用）；第5章利用中国健康与营养调查数据，通过多种计量经济学模型，检验了新型农村合作医疗制度的实施对农民就业地域选择的影响，验证了该医疗保险制度对劳动力跨城乡流动的"枷锁效应"和对城镇农民工返乡的"拉回效应"；第6章分别从理论和实证角度研究了城乡二元医疗保险结构对农民工返乡意愿的影响，并基于托达罗二元分析框架和递归联立方程估计方法验证了城乡二元医疗保险对农民工流动就业所产生的"拉回效应"和"吸纳效应"。

最后，本书的第三部分（第7章）在总结以上各章分析结果的基础上，对进一步完善我国的医疗保障体系和农民工参保、就医和劳动力流动政策提出了建议。在短期政策方面，我们建议进一步改善新农合与城居保的报销衔接政策，并重视其他保障方式的补充作用，同时增加农民工医保种类的可对接性与统筹层次；在长期政策方面，我们建议逐步完善我国的医疗保障体系，实现劳动力资源的优化配置，这包括建立防范道德风险的长期机制，建立全国性的农民工基本医疗保险体系及其统筹方式，以及逐步推进与之配套的户籍制度改革等。

本书的主要内容是作者在2010—2016年期间完成的系列阶段性研

究成果的基础上,对这些成果的系统总结和深化提炼。这些成果包括作者独立完成以及与刘国恩、潘杰、周钦、洪波、郑直等学者合作完成的学术论文和研究报告。在本书的写作过程中,作者还得到了北京大学经济学院研究生助理唐琦、蒋欣芯、陈嫣然等的大力协助,他们在资料收集、文稿校对等工作中做出了贡献,作者在此一并对他们表示感谢。本书的出版得到北京大学经济学院中青年学者文库、国家自然科学基金常规面上项目(项目编号:71573003)、北京市社会科学基金研究基地项目(项目编号:16JDLJB001)等课题项目的资助。同时,北京大学出版社的郝小楠、李笑男编辑对书稿的完善提供了诸多宝贵意见。

由于作者水平有限,书中难免存在错误与疏漏之处,敬请广大专家、读者批评指正。

秦雪征

2016 年 11 月于北京大学

目　　录

第 1 章　导论 ……………………………………………………………… 1

　1.1　我国农民工医疗保障政策 ……………………………………… 5

　1.2　我国农民工群体的医疗与健康问题 ………………………… 30

　1.3　理论背景——医疗保险对农民工影响的相关研究 ………… 45

　1.4　研究价值——农民工医疗保险参保效果的研究

　　　　具有重要意义 …………………………………………………… 55

第 2 章　医疗保险对劳动力市场的影响:综述分析 …………… 62

　2.1　医疗保险对劳动力市场的意义 ……………………………… 62

　2.2　医疗保险对劳动力流动的影响 ……………………………… 64

　2.3　医疗保险对就业与退休倾向的影响 ………………………… 68

　2.4　医疗保险对储蓄和消费行为的影响 ………………………… 71

　2.5　医疗保险对工资和劳动力需求的影响 ……………………… 73

　2.6　结论 ……………………………………………………………… 76

第 3 章　农民工的实际医疗服务可及性:基于北京市农民工的

　　　　专项调研 ………………………………………………………… 78

　3.1　农民工健康问题的现状 ……………………………………… 78

　3.2　研究方法与数据介绍 ………………………………………… 80

　3.3　实证结果及分析 ……………………………………………… 85

　3.4　研究结论与政策建议 ………………………………………… 91

第 4 章 新型医疗保险制度对农民工群体医疗与健康状况的影响 ··· 94

4.1 研究方法与数据 ···································· 95

4.2 实证结果及分析 ···································· 106

4.3 研究结论 ·· 114

第 5 章 新农合对农村劳动力迁移的影响:基于全国性面板数据的分析 ·· 120

5.1 我国农村劳动力流动特点 ···················· 121

5.2 研究思路 ·· 123

5.3 对新农合"枷锁效应"的检验 ················ 127

5.4 对新农合"拉回效应"的检验 ················ 134

5.5 结论与政策启示 ································· 137

第 6 章 城乡二元医疗保险结构对农民工返乡意愿的影响:以北京市农民工为例 ···························· 139

6.1 理论模型 ·· 140

6.2 经济计量模型 ···································· 142

6.3 数据及描述性统计 ······························ 144

6.4 估计结果及解释 ································· 149

6.5 结论与政策启示 ································· 153

第 7 章 结论与政策建议 ······························· 156

7.1 结论——新型医疗保障体系下农民工参保效果显著 ····· 156

7.2 短期政策——依靠现有的医疗制度改革调节农村劳动力流动 ····································· 160

7.3 长期政策——建立完善的医疗保险体系实现劳动力优化配置 ····································· 186

参考文献 ·· 211

第 1 章　导　　论

　　中国的工业化进程始于 20 世纪 50 年代后半期。由于特殊的时代背景和历史情况,中国的工业化一直伴随着城市与农村地区的非同步发展。城市工业化的优先发展,既是中国特殊国情所决定的发展道路,也符合世界上大多数发展中国家在工业化起步阶段的共同发展趋势。在工业化初期,城市是中国工业化的主战场,农村只能搞农业,其目的是将农业劳动力的机会成本降至近于零,迫使农民不得不接受工农产品价格剪刀差,使农业不得不为工业发展提供丰富的原始积累(许经勇,2003)。20 世纪 80 年代,随着改革开放的稳步推进和户籍制度对人口流动的放松,大量农村剩余劳动力开始涌向城市,农业劳动力迅速向非农产业转移,成为城市的新型劳动大军。他们的户籍留在农村,但长期在城市从事非农产业,由此形成了我国改革开放、城镇化和工业化进程中的特殊产物——农民工。农民工这个概念表明的是社会身份和职业的结合,其中"农民"表明社会身份,"工"则表明职业(许经勇,2006)。农民工是我国特有的城乡二元体制的产物,是我国在特殊的历史时期出现的一个特殊的社会群体,这一群体数量众多,是城市劳动力的一大来源,为城市的经济社会发展和我国改革开放后的经济腾飞做出了重要贡献。

近年来,农民工群体的规模在不断扩大。根据国家统计局的数据,2015 年农民工总量为 27 747 万人,比上年增加 352 万人,增长 1.3%。2011 年以来,农民工总量保持着增长势头,而增速则持续回落,具体情况如图 1-1 所示。

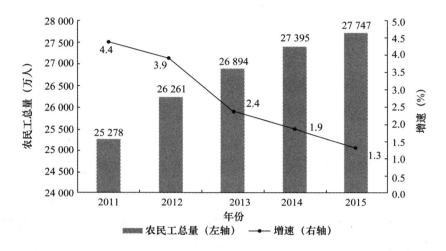

图 1-1　2011—2015 年我国农民工总量情况
资料来源:国家统计局:《2015 年国民经济和社会发展统计公报》。

如今,农民工群体已达 2.7 亿多人,这一庞大的群体是我国社会主义现代化建设中的重要力量。自改革开放以来,我国工业化、城市化、现代化进程不可逆转,城乡二元分割、分治格局必然要被城乡统筹与一体发展所取代,而农民工的出现及这一群体的发展变化,无疑在这一进程中扮演着极为重要甚至是关键性的角色。解决好农民工问题是中国能否顺利快速地跨入工业化、现代化时代的决定性因素。

在当今中国,农民工已经成为促进城市建设和繁荣发展的生力军,他们是维持城市日常生活正常运转的重要元素,是国家发展中不容忽视的重要力量,是我国经济建设中不可或缺的一支队伍。同时,他们外出务工的收入也增加了农村的消费,促进了农村经济的发展。而对于返乡的农民工,他们为农村带来了新思想、新技术以及资金支持,进一步推动了社会主义新农村建设。

尽管农民工在城市的社会经济发展中扮演着重要角色,但作为城市的外来人口,他们的生活状态并不令人满意,他们的合法权益也经常得不到有效保障。目前,农民工群体还属于城市的边缘人群,没能很好地融入城市生活,相对于城市居民来说,他们仍然具有农民的身份。他们往往在城市的非正规就业部门从事城市居民不愿干的苦活、累活、脏活、粗活,劳动条件差,报酬低,还常常出现被拖欠工资的现象;他们往往不能均等地享受城市居民在就业、医疗、养老等方面的社会福利待遇,甚至还时而遭到城里人的歧视;他们的子女就读于农民工子弟学校;他们不享有经济适用房的购置权;等等。他们无论是在居住条件、生活质量还是社会权利上都与城市常住人口差距悬殊,长此以往,他们将更难融入城市的主流社会,而只能游走在城市的边缘,这对他们的身体和心理健康都造成了巨大的负面影响。这些问题常常构成社会纠纷的重要来源,关乎社会的公平正义,影响着社会的和谐稳定。解决好农民工问题,对促进我国的工业化、城市化和现代化具有重要意义。

目前,农民工问题已经受到政府的高度重视。根据“十三五”规划,在下一阶段,农民工市民化(即农民工在国家、政府的法律与政策推动下,获得与城镇居民相同的合法身份和社会权利)将成为各级政府的一项重要工作。同时,李克强总理在《2016 年政府工作报告》中指出,加快农业转移人口市民化,深化户籍制度改革,放宽城镇落户条件是近期政府工作的重要任务。在上一阶段工业化和城市化建设的过程中造就了 2.7 亿多的农民工,他们已成为我国产业工人的主体和社会生产力的重要组成部分。而在下一阶段,则要着力解决农民工市民化的问题。根据《国家新型城镇化规划（2014—2020 年）》，受城乡分割的户籍制度影响，被统计为城镇人口的 2.34 亿农民工及其随迁家属，未能在教育、就业、医疗、养老、保障性住房等方面享受城镇居民的基本公共服务，产城融合不紧密，产业集聚与人口集聚不同步，城镇化滞后于工业化。截至 2012 年年末，我国常住人口城镇化率为52.6%，而户籍人口城镇化率仅为 35.3%。① 规划指出，要强化各级政府责任，合理分担公共成本，充分调动社会力量，构建政府主导、多方参与、成本共担、协同推进的农业转移人口市民化机制。

解决农民工问题的关键环节在于建立与完善农民工社会保障体系，让农民工也能和城市常住居民一样享受到各项福利政策，提高他们的生活质量。社会保障体系主要包括养老、医疗、失业、工伤、住房等基本公共服务部分，体系的完善事关人民福祉，是社会稳定的基石，更对一个国家社会经济的健康可持续发展起着至关重要的作用。作为处于城市边缘的农民工群体，更需要社会保障的覆盖和管护。对于农民工而言，由于他们工作性质和工作待遇的特殊性，有较高的罹患职业病的风险，更加需要"老有所养、病有所医"。因此，医疗保障制度对于农民工的身心健康和长期职业发展都至关重要。如果没有医疗保险的保驾护航，农民工群体在得病或受伤后只能通过自掏腰包来购买医疗服务，在当前中国医疗服务价格不断攀升，城市市民尚存在"看病贵、看病难"问题的大背景下，农民工在城市就医可能会给个人和家庭带来更大的财务压力，农民工对医疗卫生服务的需求则会遭到更大限度的抑制。所以，应当把农民工的医疗保险置于整个农民工社会保障计划的首要位置，这是农民工在城市工作和生活的现实需要，也是保障劳动力生产和再生产顺利进行的必要制度安排。我国政府在《国家新型城镇化规划（2014—2020 年）》中也指出：

---

① 中共中央、国务院：《国家新型城镇化规划（2014—2020 年）》。

"扩大参保缴费覆盖面,适时适当降低社会保险费率。完善职工基本养老保险制度,实现基础养老金全国统筹,鼓励农民工积极参保、连续参保。依法将农民工纳入城镇职工基本医疗保险,允许灵活就业农民工参加当地城镇居民基本医疗保险。完善社会保险关系转移接续政策,在农村参加的养老保险和医疗保险规范接入城镇社保体系,建立全国统一的城乡居民基本养老保险制度,整合城乡居民基本医疗保险制度。强化企业缴费责任,扩大农民工参加城镇职工工伤保险、失业保险、生育保险比例。推进商业保险与社会保险衔接合作,开办各类补充性养老、医疗、健康保险。"[①]但这一政策在推进过程中也遇到了方方面面的障碍,其中医疗保障体系所存在的问题涉及农民工整体健康水平,更是亟待解决。

本书将重点探究目前农民工在新型医疗保障体系中的参保效果,指出目前所存在的农民工医疗保障问题及其相关对策。其中,导论部分将回顾我国农民工医疗保障政策的发展历程,指出目前农民工群体面临的医疗和健康问题,同时对本研究的理论背景和研究价值进行阐释。

1.1　我国农民工医疗保障政策

农民工群体由于其身份和工作性质的特殊性,一直面临着较为严峻的医疗和健康问题。一方面,农民工群体活跃在城市社会中的各行各业,其中,建筑、采矿、服务、餐饮等行业是农民工择业时的主要选择。他们从事着相对艰苦的工作,但却只能获得微薄的报酬,他们往往面临工作环境恶劣、工作时间长和生活条件差的问题;在务工过程中容易出现大量职业病和工伤,患传染病和感染性疾病的风险也明显高于本地人群。另一方

---

① 中共中央、国务院:《国家新型城镇化规划(2014—2020 年)》。

面,现行的户籍制度人为地将城市与农村居民割裂开,而农民工作为城市中"流动的打工者",尽管生活在城市,却因其户籍受到了排斥,使他们缺乏安全感和归属感。此外,城市居民对农民工往往存在一定的偏见与歧视。这样更容易造成这个群体普遍产生心理失衡,并由此导致心理和精神健康问题。但是由于经济条件、社会保障等因素的制约,他们对医疗资源的利用率并不高,整体健康状况令人担忧。此外,许多地区还出现了农民工由于负担不起医疗费用等原因而延误治疗的情况,甚至出现需住院但放弃住院的情形。因此,农民工群体的健康问题不容忽视,政府亟须为他们建立一套完善的医疗保障制度,这一制度能够在农民工罹患疾病时提供相应的支持,使他们能够及时接受现代化的医疗服务,并为他们减轻一定的医疗负担,使他们能以更强健的体魄投入到工作中。农民工医疗保障制度的建立直接关系到他们的医疗行为与健康状况,影响到他们的工作与生活,也关系到整个社会的稳定发展。

过去的几十年来,中国在社会转型和经济发展模式上经历了深刻的转变,在较短的时间内使 6 亿多人脱贫,基本解决了全国人民的温饱问题。与此同时,中国卫生事业同样取得了令人瞩目的成就。长期以来,中央和地方高度重视医疗保障工作,结合不同时期的经济发展水平和社会现状,在医疗卫生领域进行了一系列行之有效的改革,居民健康水平和预期寿命显著提高,医疗保障体系日臻完善。而对于近年来凸显的农民工医疗健康问题,各级政府也陆续出台了一系列政策,力求加强对农民工群体的健康维护,建立适用于这一群体的医疗保障制度,致力于改善这一群体的医疗与健康状况,促进我国劳动人口的整体人力资本水平在稳定中提升。接下来,本节将对我国医疗保障体系的改革过程和农民工所享有的医疗保障福利进行梳理和总结。

1.1.1　我国新型医疗保障体系的建立与改革历程

中国曾经是基层卫生服务和实践传染病预防与控制的先驱者,近年来在实现全民医保、建立多维医疗保障体系方面也是成绩斐然。伴随着社会经济的高速发展,人均收入增加,贫困率下降和城乡生活水平提高,医疗卫生领域也经历了翻天覆地的变化。从赤脚医生到覆盖城乡的多维医疗保险体系,再到成果显著的公共卫生运动等诸多医疗卫生政策的实施,使得我国人口死亡率大幅下降,居民健康水平显著提高,人均期望寿命有了前所未有的增长。① 2009 年启动的新一轮医改也取得了诸多实质性进展和明显的成效。新医改后,中国在较短的时间内近乎实现了全民基本医保,截止到 2011 年,覆盖率达到了 95％以上,被国际社会誉为"中国速度"。同时,卫生服务利用水平也相应提高,自付费用在卫生总费用中所占比例下降,医疗卫生服务分布更加均衡,服务的可及性和可负担性得到改善。基本药物制度改革减少了不合理用药,增加了有效药物的可及性,也减少了各大医院"以药养医"的不合理激励方式和创收手段。此外,新一轮医改中,鼓励了社会力量参与医疗卫生领域建设,民营部门参与社会办医,在一定程度上减轻了公立医院的过度拥挤。最后,改革还带动了地方在医疗卫生领域支付方式和服务提供方面的许多创新试点,并为下一阶段的改革打下了坚实的基础。

1. 探索中前行——加速推进医疗体制市场化改革(20 世纪 90 年代)

新中国成立之后,人口健康问题受到党和政府的高度重视,医疗保险

---

① 　世界银行、世界卫生组织、财政部等:《深化中国医药卫生体制改革　建设基于价值的优质服务提供体系》。

制度的建立正式启动。在高度集中的计划经济体制下,公费和劳保医疗制度正式建立,参保的城镇职工和家属可以享受基本免费的医疗服务。这一医疗制度是与当时的经济体制相适应的,在当时的历史条件下,我国整体经济发展水平相当低,社会保障等一系列配套政策都不健全,通过这一制度安排,几乎满足了全社会居民的基本医疗卫生服务需求。这一制度让几十年来饱受饥饿、战争、动乱的中国居民的整体健康状况和期望寿命得以迅速提高,疾病防治能力不断增强,卫生科技水平迅速提高,居民主要健康指标处于发展中国家前列。本次改革因其绩效显著,引起了世界的关注,也成为欠发达国家开展和繁荣医疗卫生工作的典范。但随着改革开放的全面展开,片面追求全民所有制和平均主义带来的医疗资源浪费、医疗供需匹配不当、医疗费用过快增长等弊端逐一暴露,过分强调医疗卫生事业的福利性质、过分严格的政府计划管理和在医疗行业投入不足使这一制度逐渐无法适应经济社会发展的需要,医疗体制的市场化改革迫在眉睫。

于是,在20世纪90年代,为了建立与社会主义市场经济体制相适应的医疗保障体系,满足时代的发展要求,我国开始进行医疗保障制度改革的试点工作,推进医疗体制的市场化。

1992年,卫生部依据《中共中央国务院关于深化卫生医疗体制改革的几点意见》,提出"衣食靠自己,创建靠国家"的精神,要求医院实行"以副补主、以工助医"的政策路线。这一思路扩展了医药卫生领域的收入来源,在一定程度上补充了医院的开支不足。1993年,中共十四届三中全会通过了《中共中央关于建立社会主义市场经济体制若干问题的决定》,"建立社会统筹和个人账户相结合的社会医疗保险制度"的提出意味着医疗保障制度改革成为社会主义市场经济体制建立的重要内容,新型医疗保障体制的建立开始在探索中前行。1994年,国务院批准了在江苏省镇江市和江西省九江市开展社会统筹与个人账户相结合的医疗保险制度"两江试点"。在良好的社会反应下,1996年开始扩大试点范围,进行全国推广。深圳、上海、青岛、海南等地均开始积极探索,进行医疗保险的市场化改革。各地区的探索与试点为接下来的医疗体制改革积累了宝贵的经验,为新阶段的工作指明了方向。1997年,《中共中央国务院关于卫生改革与发展的决定》作为这一次改革的基本方向和依据,明确了医疗体制改革的指导思想与目标,提出了医疗卫生保障工作的奋斗目标和指导思想。该决定强调了推进医疗卫生保障改革的基本内容和总体要求,主要涵盖卫生管理体制方面的改革、城镇职工医疗保险制度方面的改革、医疗卫生机构运作机制的改革、继续发展社区卫生服务等,为进一步的改革奠定了基础。

2. 初见成效——初步建立各类社会医疗保险形式(20世纪90年代末到2008年)

在全国各地区的试点经验基础上,改革进入全新的阶段,各类社会医疗保险逐步建立。1998年,中国劳动与社会保障部成立,医疗卫生领域由中央统一管理的模式正式形成,一改过去分散管理、缺乏统筹的传统形式。

同年,国务院下发《国务院关于建立城镇职工基本医疗保险制度的决定》,提出了建立城镇职工基本医疗保险制度、多层次医疗保障体系和医药管理体制配套改革的任务和原则,开始在全国建立城职保制度,取代原有的劳保医疗制度。与原制度不同的是,城职保覆盖了城镇中所有公有制及非公有制企业的正式就业员工,大大扩大了保障范围。这一决定的颁布标志着我国城镇职工医疗保险制度正式确立。2000年2月,国务院办公厅发布了由国务院体改办、国家计委、财政部、卫生部等八部委《关于城镇医药卫生体制改革的指导意见》(国办发〔2000〕16号),规定了城镇医药卫生体制改革的目标、任务和基本政策,提出:"卫生行政部门要转变职能,政事分开,打破医疗机构的行政隶属关系和所有制界限,积极实施区域卫生规划,用法律、行政、经济等手段加强宏观管理,并逐步实行卫生工作全行业管理。将医疗机构分为非营利性和营利性两类进行管理。非营利性医疗机构在医疗服务体系中占主导地位,享受相应的税收优惠政策;营利性医疗机构医疗服务价格放开,依法自主经营,照章纳税。扩大公立医疗机构的运营自主权,实行公立医疗机构的自主管理,建立健全内部激励机制与约束机制。实行医药分开核算、分别管理。"

自 2003 年起,根据《中共中央国务院关于进一步加强农村卫生工作的决定》,我国政府开始在全国范围内试行并逐步推广新型农村合作医疗制度(简称"新农合")。新农合作为一种新的医疗保障计划,旨在缓解农民因病致贫和因病返贫的现象,并为农民获得基本医疗卫生服务提供保证。它由中央政府、地方政府和农户共同筹资,建立以住院统筹和门诊统筹为主的新农合基金,在解决广大农民"看病难、看病贵"的问题上发挥了重要作用。自实施以来,新农合在中国迅速发展:2003—2009 年,人均筹资水平从 30 元上升至 100 元(其中,政府补贴从 20 元上升至 80 元);参保人数从 0.8 亿升至 8.3 亿;参保率从 75% 升至 94%,提前并超额完成了"十一五"规划要求的覆盖面达农村人口 80% 以上的目标。表 1-1 总结了这一阶段新农合的参保情况和发展趋势。

表 1-1　2004—2009 年新型农村合作医疗的发展情况

年份	开展新农合县 (市、区)(个)	参加新农合人数 (亿人)	参保率 (%)	当年基金支出 (亿元)	补偿支出受益人次 (亿人次)
2004	333	0.80	75.20	26.37	0.76
2005	678	1.79	75.66	61.75	1.22
2006	1 451	4.10	80.66	155.81	2.72
2007	2 451	7.26	86.20	346.63	4.53
2008	2 729	8.15	91.53	662.31	5.85
2009	2 716	8.33	94.19	922.92	7.59

资料来源:历年《中国卫生统计年鉴》。

与此同时,医疗卫生领域一系列问题的出现,特别是人民群众"看病难、看病贵"问题的严重存在,促使医疗卫生管理机构及相关学者对我国医疗卫生体制改革进行反思,并引发了一场关于"如何评判医改"的大讨论。2005 年 8 月初,国务院发展研究中心和世界卫生组织关于"中国医疗卫生体制改革"的合作课题组正式公布了课题报告,该报告在总结和反思我国历年医改的基础上,得出了当时中国的医疗卫生体制改革"基本上不成功"的结论。这一结论主要建立在市场主导和政府主导争论的基础之上,也正是因为这份报告让 2005 年成为新一轮医疗体制改革的起点。同年 9 月,《2005 年人类发展报告》由联合国开发计划署向世界颁布,该报告认为中国医疗体制并未救助迫切需要的弱势群体(尤其是农村贫困人口),因而得出了医改基本失败的结论。2006 年年初,世界卫生组织公布了对 192 个成员的医疗体系绩效评价的结果,中国人均医疗费用及医疗业绩综合评价指标排位落后,尤其是收入分配公平度仅列第 190 位,排在倒数第 3 位。以上报告和数据引发了国内外学术界和政策界的广泛讨论,但"医改基本不成功"的结论逐渐得到了社会各界的普遍认同并引起了我国各级政府的高度重视。2006 年 6 月,国务院专门成立了深化医药卫生体制改革协调工作小组,研究深化医药卫生体制改革的重大问题。

为了进一步扩大医疗保障的覆盖范围,建立多层次的医疗保险制度,尤其是加强对城乡弱势群体的保护,国务院在 2007 年出台了《国务院关于开展城镇居民基本医疗保险试点的指导意见》,提出从 2007 年开始在全国部分城市试点城居保制度,到 2010 年在全国范围内全面推开。更重要的是,从 2003 年开始,政府出台了一系列事关城乡居民医疗保障的方针政策,旨在通过财政转移支付这一经济公平分配的手段来建立社会安全网以实现人人享有医疗服务的目的。同时,为了解决困难群众医疗难的问题,民政部、卫生部、财政部于 2003 年联合制定《关于实施农村医疗救助的意见》,农村医疗救助正式开始实施。此外,2005 年,国务院办公厅转发《关于建立城市医疗救助制度试点工作的意见》,城市医疗救助试点工作也开始起步。

根据《2010 中国卫生统计年鉴》公布的数据,到 2009 年,约有 12 亿人参加了基本医疗保险。其中,2.2 亿就业人员参加了城镇职工医疗保险,1.8 亿城镇居民参加了城镇居民医疗保险,8.33 亿农民参加了新型农村合作医疗。表 1-2 反映了这一阶段基本医疗保险在我国的发展情况。

表 1-2　2004—2009 年基本医疗保险筹资与支出情况　　　单位:亿元

年份	城镇职工医疗保险		城镇居民医疗保险		新型农村合作医疗	
	基金收入	基金支出	基金收入	基金支出	基金收入	基金支出
2004	1 141.00	862.00	—	—	—	—
2005	1 405.30	1 078.70	—	—	75.40	61.80
2006	1 747.10	1 276.70	—	—	213.60	155.80
2007	2 214.20	1 551.70	43.00	10.10	428.00	346.60
2008	2 885.50	2 019.70	154.90	63.90	784.60	662.30
2009	3 672.00	2 797.00	♯	♯	944.30	922.90

注:城镇居民医疗保险和新型农村合作医疗分别从 2007 年和 2004 年开始推广实施;"—"表示该数据不存在;"♯"表示数据未公布。
资料来源:《中国劳动统计年鉴》(2004—2009),《中国卫生统计年鉴》(2008—2010)。

而随着基本医疗保险参保人数的增加,基本医疗保险基金的筹资和支出也逐渐提高。从表 1-2 可以看出,2004—2009 年城镇职工医疗保险基金收入由 1 141 亿元提高到 3 672 亿元,支出由 862 亿元提高到 2 797 亿元。2007—2008 年城镇居民医疗保险基金收入由 43 亿元提高到 154.9 亿元,支出由 10.1 亿元提高到 63.9 亿元。2005—2009 年新型农村合作医疗的筹资由 75.4 亿元提高到 944.3 亿元,支出由 61.8 亿元提高到 922.9 亿元。由此可见,基本医疗保险的保障水平在逐步提高。

3. 改革中进步——基本确立全民基本医疗保障体系(2009 年至今)

2009 年,中国启动了新一轮的国家医药卫生体制改革,党中央国务院颁布了《中共中央国务院关于深化医药卫生体制改革的意见》(以下简称《意见》),确定了以逐步建立基本医疗保障体系为首的新一轮医疗改革的总方针,提出"要坚持公共医疗卫生的公益性质,坚持预防为主、以农村为重点、中西医并重的方针,实行政事分开、管办分开、医药分开、营利性和非营利性分开,强化政府责任和投入,完善国民健康政策,健全制度体系,加强监督管理,创新体制机制,鼓励社会参与,建设覆盖城乡居民的公共卫生服务体系、医疗服务体系、医疗保障体系、药品供应保障体系,形成四位一体的基本医疗卫生制度,不断提高全民健康水平"。《意见》中提出"从现在到 2020 年,是我国全面建设小康社会的关键时期,医药卫生工作任务繁重",并承诺将在新一轮改革中大幅增加卫生投入,让全体国民到2020 年都能享受到可负担的、公平有效的卫生服务。在前一轮改革基础上,新医改开始的前 3 年,国家在医疗卫生领域的投资就达到了 13 800 亿元,重建了政府在医疗卫生筹资和公共产品提供方面的主导地位。《意见》重点强调了以推进基本医疗保障制度建设为首的五项重大改革。而改革所倡导的新型基本医疗保障体系主要是指以政府为主导的各类基本社会医疗保险形式,如城镇职工基本医疗保险,城镇居民基本医疗保险,新型农村合作医疗,及城乡医疗救助,分别覆盖城镇就业人口、城镇非就业人口、农村人口和城乡困难人群。几种主要的医疗保险形式覆盖不同的人群,有着不同的筹资方式和保障水平,具体的比较结果见表 1-3:

表1-3　新农合、城居保和城职保的比较

险种	覆盖人群	缴费标准	保障水平	管理部门	筹资方式
新农合	农村户籍居民	较低	较低	卫生行政管理部门	个人与政府
城居保	城镇非从业人员	较高	较高	人力资源与社会保障部门	个人与政府
城职保	城镇就业人员	较高	高	人力资源与社会保障部门	个人与雇主

到了2010年,医改渐入"深水区"。医改覆盖面得到进一步扩大,提前一年在全国范围内推开城居保,在校大学生被纳入城镇居民医疗保险的保障范围,医疗保险的覆盖病种也从重点保大病逐步向门诊小病延伸。中央财政医疗卫生支出累计达到2490亿元。[①] 2011年,医改开始公立医院改革的"深水博弈"。当年,公立医院改革拉开序幕,提出要对公立医院的管理体制、运行机制、监管机制和公立医院补偿机制等进行改革。但因公立医院中违规创收、红包回扣、收费不合理、医生态度差、医疗服务质量低下等问题,公立医院的改革过程仍屡遭诟病,并没有达到预期效果。2012年,"十二五"提出医改规划的三项重点,即"保基本""强基层""建机制",要求加快健全全民医保体制,巩固完善基本药物制度并全面推进公立医院改革。2014年,针对公立医院改革收效甚微的情况,进一步提出要深化公立医院改革、提高保障力度、支持社会办医。国务院总理李克强在当年的政府工作报告中提出当年的医改工作重点是:"推动医改向纵深发展。巩固全民基本医保,通过改革整合城乡居民基本医疗保险制度。完善政府、单位和个人合理分担的基本医疗保险筹资机制,城乡居民基本医保财政补助标准提高到人均320元。在全国推行城乡居民大病保险。县级公立医院综合改革试点扩大到1000个县,覆盖农村5亿人口。扩大

---

① "政策红利 医改关键词",《每日经济新闻》,http://www. nbd. com. cn/articles/2014-06-26/844243. html。

城市公立医院综合改革试点。破除以药补医,理顺医药价格,创新社会资本办医机制。巩固完善基本药物制度和基层医疗卫生机构运行新机制。健全分级诊疗体系,加强全科医生培养,推进医师多点执业。"2015 年,国务院办公厅发布《深化医药卫生体制改革 2014 年工作总结和 2015 年重点工作任务》,明确破除以药补医,推动建立科学补偿机制。将当年医改的重点放在了药品价格改革和薪酬制度改革上,提出所有县级公立医院取消药品加成(中药饮片除外),严禁给医务人员设定创收指标,公立医院优先配置国产设备和器械,药品实际交易价格由市场竞争形成,完善短缺药品供应保障和预警机制,基本医保参保率稳定在 95% 以上。

截止到 2016 年,新医改已经走过了六个年头,经过几年的发展,我国已经基本确立了以城镇职工基本医疗保险、新型农村合作医疗、城镇居民基本医疗保险及医疗救助制度等为主要内容的基本医疗保险体系。经过近六年的实施,新医改涉及医疗卫生领域的方方面面,已经取得众多显著成绩。从基本医保覆盖面上看,我国以几乎前所未有的速度实现了近乎全民覆盖的基本医保,2011 年全国医保覆盖率首次超过 95%,包括慢病在内的十二大类基本公共卫生服务已实现医保的免费覆盖。从医保的保障水平看,政府对医疗保障系统的补助显著提高了医疗保险对居民的保障水平,降低了个人自付比例,在一定程度上缓解了低收入人群"因病返贫"的窘境。从医药市场的发展看,基本药物制度减少了不合理用药、过度用药的情况,政府取消了医院的主要创收途径——药品加成,增加了有效药物的可及性。从医院发展的角度看,县级公立医院改革正全面推开,城市公立医院综合试点不断扩大,公立医院正在向高水平、高效率医疗机构转型。另外,政府还投入大量资金改扩建各级医疗卫生机构,特别是基层医疗卫生机构,并增加卫生工作人员数量,提升其技能水平。对于广大离开家乡在城镇务工的农民工群体而言,此次医改及医疗保障制度的建立是一个巨大的福音。2009年国务院公布的《医药卫生体制改革近期重点实施方案(2009—2011年)》中明确指出,今后将以城乡流动的农民工为重点,积极做好基本医疗保险关系转移接续工作,妥善解决农民工基本医疗保险问题。政策规定,对于广大参加城镇职工医保有困难的农民工,可以自愿选择参加城镇居民医保或户籍所在地的新农合。因此,在新型医疗保障体系之下,他们将第一次被正式纳入全国性的医疗保险计划中来,享受到医保所提供的种种服务。

近几年,参加城镇基本医疗保险人数逐年上升,其中,参加职工基本医疗保险和城镇居民基本医疗保险的人数均在不断上涨。截至2015年年末,城镇基本医疗保险参保人数为66 569万,较上年增加6 822.1万。其中,参加职工基本医疗保险人数28 894万,增加598万;参加城镇居民基本医疗保险人数37 675万,增加6 224.1万。具体情况如图1-2所示。

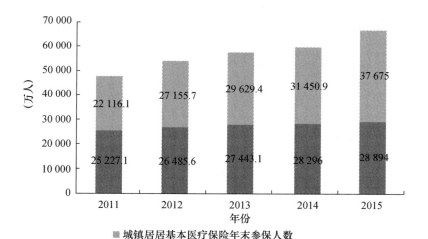

图1-2　2011—2015年城镇基本医疗保险参保情况
资料来源:历年《中国卫生统计年鉴》。

在这一阶段,由于城居保的发展以及部分农村户口转为城市户口,参加新型农村合作医疗的人数有所减少。2010—2014 年,新农合的参保人数从 8.36 亿减少为 7.36 亿,但参合率从 2010 年的 96％上升到 2014 年的 98.9％。具体情况如表 1-4 所示。

表 1-4　2010—2014 年新型农村合作医疗的发展情况

年份	开展新农合县(市、区)(个)	参加新农合人数(亿人)	参保率(％)	当年基金支出(亿元)	补偿支出受益人次(亿人次)
2010	2 678	8.36	96.0	1 187.80	0.76
2011	2 637	8.32	97.5	1 710.19	1.22
2012	2 566	8.05	98.3	2 408.00	2.72
2013	2 489	8.02	99.0	2 908.00	4.53
2014	—	7.36	98.9	2 890.40	7.59

资料来源:历年《中国统计年鉴》。

此外,城乡居民救助制度也在近几年不断完善,逐步覆盖所有城乡低保对象,并进一步扩大覆盖范围。表 1-5 显示了近年来城乡居民救助的发展情况。

表 1-5　2010—2014 年新型农村合作医疗的发展情况

年份	医疗救助人次(万人次)		资助参保人数(万人)		医疗救助支出(万元)	
	城市	农村	城市	农村	城市	农村
2010	460.08	1 019.24	1 461.25	4 615.42	495 203	834 810
2011	672.15	1 471.83	1 549.81	4 825.30	676 408	1 199 610
2012	689.90	1 483.80	1 387.10	4 490.40	708 802	1 329 105
2013	—	—	1 490.09	4 868.74	—	—
2014	—	—	1 701.99	5 021.73	—	—

资料来源:历年《中国统计年鉴》。

经过多年的努力,我国医疗体制的综合改革成效显著,我国的医疗制度改革已经取得了重要的进展,确立了新型的城镇职工和居民基本医疗保险制度模式,将医疗保险的覆盖面扩大到了广大农村居民,并逐步将农民工群体纳入医疗保险的覆盖范围。与此同时,针对基本医疗保险的制度缺陷,逐步发展了各种形式的补充医疗保险和商业医疗保险,并针对弱势群体建立了相应的医疗救助制度。可以看出,目前我国已经形成了以城镇职工基本医疗保险、新型农村合作医疗、城镇居民基本医疗保险及医疗救助制度等为主要内容的多层次基本医疗保险体系。

4. 我国医疗保障体系面临的新问题和改革方向

虽然中国在医疗卫生领域改革中已经取得了诸多成就,但是在新的时代背景和经济发展阶段下,我国在进一步深化医疗卫生改革、提供高质量医疗服务等方面还面临着诸多新的挑战。第一个挑战是老龄化进程的日益加快和慢性非传染性疾病(慢病)负担的加重。截至 2014 年年底,我国 60 岁以上老年人口已经达到 2.12 亿,占总人口的 15.5%。据预测,21 世纪中叶我国老年人口数将达到峰值,超过 4 亿,届时每 3 人中就会有一位老年人。[1] 目前,我国已经步入老龄化社会,人口红利逐渐消失,这将对我国的医疗保障体系承载力提出巨大挑战。此外,社会和经济转型推动了城镇化进程,科技的迅速发展也改变了人们的生活方式,使慢病成为中国居民的最主要的健康威胁,在每年约 1 030 万例死亡中,慢病所占比例超过 80%。[2] 探究慢病负担加重的原因,除了老龄化之外,吸烟、酗酒、饮食结构不合理、久坐不动的生活方式和高风险行为以及空气、水质污染等环境因素均导致了我国慢性病患者激增。慢病的高发对我国居民健康水平的提高存在着较大的负面影响,对我国现有的医疗资源和医疗水平

---

[1] 李培林等:《社会蓝皮书:2014 年中国社会形势分析与预测》,社会科学文献出版社 2015 年版。

[2] "专家:慢病已成为我国头号健康威胁",《新华网》,http://news.xinhuanet.com/edu/ 2014-01/18/c_119027147.htm。

提出了新的挑战,也势必将成为我国未来医疗改革的重要组成部分。

第二个挑战是如何突破当前医疗体制改革中的瓶颈,进一步提高全国医疗服务体系的有效性和效率。自 2008 年以来,中国医疗卫生开支增速远高于 GDP 增速。随着我国人口结构的迅速老龄化、社会基本医疗保障体系的全面推开和不断完善,目前已经暴露出我国医疗费用快速上涨以及政府预算压力较大的问题。根据世界银行的预测,如果没有适当的费用改革,我国卫生总费用将由 2014 年占 GDP 的 5.6% 增长至 2035 年占 GDP 的 9% 以上[1],过快的卫生支出增长会加重个人、企业、政府的负担,医疗保障体系势必难以维系。

第三个挑战是我国目前的医疗服务质量还处于较低水平,医疗体系运转效率较低。我国的医疗卫生体系仍以公立医院为主导,医院是多数患者的首诊地和接受医疗服务的起点,在医疗卫生领域占有核心地位。一方面,病患仍然是被动的服务接受者,在一个长期强调治疗过程而不是预防保健的环境里,病患很少能够通过自我管理直接参与到医疗服务体系中。另一方面,由于医疗资源过度集中在公立医院,基层医院、民营医院与公立医院之间差距悬殊。因此,基层医疗机构和民营资本没有在医疗市场中发挥应有的作用,造成了公立医院"人满为患"而基层医院"无人问津"的现状,直接影响了患者接受的医疗服务水平。此外,受政府直接领导控制的公立医院在管理上没有充分的自主权,使得设备、资金、人才等没有得到合理配置,过度拥挤的医院内部运转仍十分低效。

总而言之,中国需要确保在医疗卫生领域的长期可持续发展,这就要求未来的改革能够及时应对社会发展面临的诸多挑战。2015 年,中国人

---

[1]　世界银行、世界卫生组织、财政部等:《深化中国医药卫生体制改革　建设基于价值的优质服务提供体系》。

均期望寿命为 76.2 岁,比 2010 年提高 1.5 岁,高于同期全球 1.3 岁的平均增幅;人民的健康水平在同等收入国家里,依然是佼佼者。展望未来,不可逆转的城市化进程和经济发展速度的加快提高了人们对于医疗服务的需求,也使人们对卫生服务的期望值不断提高,公众希望卫生体系能提供更方便、更实惠和更优质的医疗服务,这些都为进一步的医疗体制改革提出了新的方向和要求。

在取得了前述成果的基础上,中国需要进一步深化医疗卫生体制改革,应对新的时代挑战。2015 年 10 月,《中国共产党第十八届中央委员会第五次全体会议公报》发布,公报就中国共产党关于未来"十三五"规划的建议进行了阐述。其中在医疗健康领域提出了"健康中国"的国家战略,将改善全民健康作为卫生系统的主要战略目标。该战略提出,推进健康中国建设。深化医药卫生体制改革,实行医疗、医保、医药联动,推进医药分开,实行分级诊疗,建立覆盖城乡的基本医疗卫生制度和现代医院管理制度。优化医疗卫生机构布局,健全上下联动、衔接互补的医疗服务体系,完善基层医疗服务模式,发展远程医疗。促进医疗资源向基层、农村流动,推进全科医生、家庭医生、急需领域医疗服务能力提高、电子健康档案等工作。鼓励社会力量兴办健康服务业,推进非营利性民营医院和公立医院同等待遇。加强医疗质量监管,完善纠纷调解机制,构建和谐医患关系。这一战略将指导"十三五"期间(2016—2020 年)卫生改革的规划和实施,凸显了国家对维护国民健康的高度重视和坚定决心,将成为今后 5 年推进健康中国建设的纲领性文件。

1.1.2 我国农民工所享有的医疗保障体系

我国的医疗保障体系经历了探索中前行的市场化改革、各种社会保险的初步建立和全民医疗保险体系的构建与完善等阶段后,已经形成了以城镇职工基本医疗保险、新型农村合作医疗、城镇居民基本医疗保险及医疗救助制度等为主要内容的多层次基本医疗保险体系。而随着我国农民工医疗和健康问题的日益凸显,农民工所享有的医疗保险体系也在逐步建立和完善。下文将对农民工在我国新型医保体系改革进程中所享有的医保政策的变化和完善情况进行梳理,并对现有的一些试点模式进行分析总结。

2006 年春,国务院颁发《国务院关于解决农民工问题的若干意见》(国发〔2006〕5 号),为贯彻落实这一政策精神,进一步做好农民工医疗保障工作,同年,劳动和社会保障部颁发《关于开展农民工参加医疗保险专项扩面行动的通知》(劳社厅发〔2006〕11 号),提出以省会城市和大中城市为重点,以农民工比较集中的加工制造业、建筑业、采掘业和服务业等行业为重点,以与城镇用人单位建立劳动关系的农民工为重点,规划统筹,分类指导,分步实施,全面推进农民工参加医疗保险工作。从此,农民工逐渐被医保制度"全覆盖"。截至 2010 年,除中央直属机构和其他极少数省级机关外,全国各省份的公费医疗制度已陆续完成了向城镇职工基本医疗的转变。

截至 2016 年,在城镇务工的农民工可以享有基本医疗保险平台以及商业医疗保险平台所提供的保障。同时,各地方还根据自身情况开展了多种形式的农民工医疗保险制度,其中一些保险制度与现有的城镇基本医疗保障平台相结合,取得了令人满意的效果。

1. 基本医疗保险平台

随着中国基本医疗保险制度的建立,农民工同时具备了新农合、城居保、城职保以及其他社会保险的参保资格。同时,部分地区推出了专门针对农民工的医疗保险。在国家政策的支持下,农民工的医疗保险覆盖率有了明显提高。

在城镇地区,早在 1998 年,我国便开始在全国建立城职保制度,取代原有的劳保医疗制度。城职保覆盖了城镇中所有公有制及非公有制企业的正式就业员工。对于农民工而言,如果在务工的城镇地区与其雇主签订长期的劳动合同,部分城市允许农民工参加城镇职工基本医疗保险计划来解决他们的医疗保障问题,有条件的雇主可以为他们建立专门的医疗保障卡,实行社会统筹与个人账户相结合的制度。其中雇主负责社会统筹部分,个人及雇主缴费的小部分进入劳动者个人账户。

在农村地区,为解决广大农民的看病保障问题,2003 年我国出台了《中共中央国务院关于进一步加强农村卫生工作的决定》,逐步建立了以政府补贴为主,农户、集体和政府共同出资的新型农村合作医疗制度(即新农合)。与原来的农村合作医疗相比,新农合突出政府的主导地位,由中央政府和地方政府共同筹资,建立以住院统筹和门诊统筹为主的新农合基金,保证了风险的分摊和资金的充足。在实施后的短短几年内,新农合在全国各地得到了迅速发展。从 2003 年到 2009 年,人均筹资水平从30 元上升至 100 元(其中政府补贴从 20 元上升至 80 元),参保人数从0.8 亿升至 8.3 亿,参保率从 75% 升至 94%,提前并超额完成了"十一五"规划中覆盖面达农村人口 80% 以上的目标。至 2010 年,新农合已基本覆盖了全部农村人口。对于农民工群体而言,如果参加城镇职工医疗保险有困难,可以选择参加其户籍所在地的新农合,享受农村地区的医疗保险服务,且新型农村合作医疗是针对农民设计的医疗风险分散计划,费率较低,享受国家财政补贴,比较适合广大农民工群体参保。

此外,在城镇中,广大非正式就业①及无业居民(包括老人和儿童)由

---

① 非正式就业者指(1)非正规部门的劳动者,包括小型或微型企业雇员、家庭企业成员、个体经营者及自由职业者;(2)正规部门中的非正规岗位(没有签订劳动合同)就业者,包括临时工、小时工、外包工等。

于不符合参加城职保或公费医疗的条件而依然是医疗保障制度的盲区。为了实现人人享有医疗保健的目标,国务院于 2007 年 7 月发布了《国务院关于开展城镇居民基本医疗保险试点的指导意见》,提出从 2007 年开始在全国部分城市试点城居保制度,到 2010 年在全国全面推开。城居保的目标群体是未被城职保覆盖的其他城镇居民,约为 4.2 亿人口,主要包括未成年人、已达退休年龄而无退休待遇的老人、非正式就业人员以及无固定工作或稳定收入的非从业人员。自试点推广以来,城居保得到飞速普及。根据《2009 中国卫生统计年鉴》的数据,2008 年年底首批试点城市参保率达到 60.4%,参保人数达到 11 826 万人。对于农民工及其随迁家属而言,若无法被纳入城镇职工医疗保险,也可以通过自愿参加城居保享受城市的医疗保险制度,享受地方政府在医疗服务上的补贴。

2．商业医疗保险平台

除以上基本医疗保险平台以外,农民工根据自身条件还可以参与商业医疗保险,以及各城市专门为农民工设计制订的医疗保险计划。其中,商业医疗保险在整个医疗保障体系中起到重要的补充作用。在 2009 年 4 月 6 日国务院发布的《中共中央国务院关于深化医药卫生体制改革的意见》中明确指出,要大力发展商业医疗保险作为基本医疗保险制度的补充,以保障民众能够顺利接受医疗服务,文件提出要"鼓励商业保险机构开发适应不同需要的健康保险产品,简化理赔手续,方便群众,满足多样化的健康需求。鼓励企业和个人通过参加商业保险及多种形式的补充保险解决基本医疗保障之外的需求。在确保基金安全和有效监管的前提下,积极提倡以政府购买医疗保障服务的方式,探索委托具有资质的商业保险机构经办各类医疗保障管理服务"。同年 6 月,中国保监会下发《关于保险业深入贯彻医改精神,积极参与多层次医疗保障体系建设的意见》,规定了经办各类医疗保障管理服务的商业保险机构所应具备的八项资质条件,同时鼓励和支持符合条件的保险公司积极开展各类基本医疗保障管理服务。这些政策的支持为商业保险公司进入医保体系打开了闸门。

商业医疗保险平台主要补偿基本医疗保险不予支付的新药及进口药品费用,以及部分高级诊疗项目的费用,同时,它还用于补偿大额医疗开销中超过基本医疗保险报销上限的自付费用部分。此外,对于许多没有被基本医疗保险制度所覆盖的农民工人群(例如个体经营者、自由职业者、自由企业者等),商业医疗保险可以解决其医疗保障的需要。近年来,一些商业保险公司还与政府部门合作,参与新农合等社会基本保险的管理和运作(例如"江阴模式""新乡模式"等)。与基本医疗保险相比,商业保险的主要优势包括:(1)"针对性"强,农民工群体的构成比较复杂,不同工种面临的疾病风险和不同个体的需求都存在较大差异。而商业健康保险可以根据人群的异质性设计个性化的保险产品,从而提高了农民工医疗保险的个体针对性,实现不同时间段、不同务工工种的不同健康特征的农民工医疗保险险种设计。(2)"便携性"强,商业医疗保险可以凭借完善的全国性信息系统的管理平台,实现跨区域管理,从而克服基本医疗保险制度不可携带的弊端,实现城乡之间、不同统筹地区间医疗保险业务的连续对接和快速响应,打破行政区划的限制,实现全国范围的理赔,从而较好地适应农民工的地域流动性。(3)"时效性"强,商业化运作的保险公司往往能提供完善便利的保险服务,尤其是理赔报销环节,相较于基本医疗保险平台,商业医疗保险往往在报销审核流程上予以简化,并缩短了支付等待时间,提高了保险基金利用的公平性与效率。理赔具有明显的时效性特征,十分适用于流动性比较强的农民工医疗保险,使农民工的医疗保险赔付及时到位。

3. 多种形式的农民工医疗保险制度

劳动和社会保障部早在 2006 年 5 月就发布了《关于开展农民工参加医疗保险专项扩面行动的通知》,要求各地方政府因地制宜,实行多种形式的农民工医疗保险制度。其中具有典型意义的做法有以下三种:

一是以北京、广州为代表的"扩面"模式,将农民工直接纳入现行的城职保制度,农民工在缴费水平、待遇水平方面与城镇职工有所差别。

2004 年,《北京市外地农民工参加基本医疗保险暂行办法》(京劳社办发〔2004〕101 号)颁布。这一暂行办法适用于北京市行政区域内的城镇所有用人单位,包括企业、机关、事业单位、社会团体、民办非企业单位和与之形成劳动关系的外地农民工。根据这一暂行办法,北京市农民工基本医疗保险的参保对象是外地农民工,即在国家规定的劳动年龄内,具有外省市农业户口,有劳动能力并与北京市城镇用人单位形成劳动关系的人员。而从外地进京的保姆、小时工和市场摊贩等并不在暂行办法的保障范围内。北京市农民工基本医疗保险覆盖的费用只包括三类:住院治疗的医疗费用;急诊抢救留观并收入住院治疗的,其住院前留观 7 日内的医疗费用;恶性肿瘤放射治疗和化学治疗、肾透析、肾移植后服抗排异药的门诊医疗费用。在缴费模式上,由用人单位缴纳基本医疗保险费,外地农民工个人不缴费。用人单位以上一年本市职工月平均工资的 60%为基数、按 2%的比例按月缴纳基本医疗保险费,其中 1.8%划入基本医疗保险统筹基金,0.2%划入大额医疗互助资金。按这一暂行办法缴费,外地农民工不建个人账户,不计缴费年限,缴费当期享受相关待遇。可见,这一模式遵循的是"保大病、保当期"的理念。

该模式从理论上讲较为理想,但事实上,农民工由于流动性大,工作变换频繁,大部分甚至有回乡务农的可能性。因此,在现阶段,这一模式只能在少数发达城市实行,要大规模地推广还面临诸多困难,无法从根本上解决农民工医疗保障问题。

二是以上海、成都为代表的针对农民工群体而独立设计的"综合保险"模式,实行"一种保险,三项待遇",包括工伤、住院医疗、老年补贴,农民工在居住地参保,在运行上与城职保或城居保相分离,仅在农民工内部进行风险分散和费用分担。

综合保险模式是我国农民工医疗保险改革乃至我国社会保障制度改革的一个创举。在我国还未有其他任何一项制度能将工伤、养老与医疗保险等整合在一起统一进行筹资、支付和管理。上海市在 2002 年出台了《上海市外来从业人员综合保险暂行办法》,根据该暂行办法,使用外来从业人员的上海市单位或无单位的外来从业人员定期缴纳一定的保险费用,在外来从业人员发生工伤(或者意外伤害)、住院医疗和年老的情况时,可以享受保险待遇。该办法中的外来从业人员是在上海市务工、经商但不具有上海市常住户籍的外省、自治区、直辖市的人员,但对于从事家政服务和农业劳动的人员不适用。该办法包括了两个缴费主体:用人单位和无单位的外来从业人员。用人单位缴纳综合保险费的基数,为其使用外来从业人员的总人数乘以上年度全市职工月平均工资的 60%。无单位的外来从业人员缴纳综合保险费的基数,为上年度全市职工月平均工资的 60%。在参保期间发生工伤、住院医疗的情况时,在起付标准(上年度全市职工年平均工资的 10%)以下自付,以上部分由综合保险基金负责 80%,自付 20%。用人单位和无单位的外来从业人员连续缴费满一年的,外来从业人员可以获得一份老年补贴凭证,其额度为本人实际缴费基数的 7%。在男年满 60 周岁、女年满 50 周岁时,可以凭老年补贴凭证一次性兑现老年补贴。

　　上海市的这种模式综合考虑了农民工面临的工伤、住院医疗和养老三方面的问题,并且保险费也能被接受。但由于其运行上与城职保或城居保相分离,缺少衔接,无法在各类保险之间进行转换。

　　三是以深圳市为典型代表的"农民工合作医疗"模式,通过低水平、广覆盖、合作医疗基金现收现付、当年收支平衡等做法保障农民工的基本生存权利。

　　深圳作为我国首个经济特区,是改革开放的窗口,有大量的农民工涌入。在建立医疗保障体系的过程中,它也成为我国第一个推行农民工医疗保险的城市。1996 年,深圳市政府颁布《深圳市基本医疗保险暂行规定》,根据这一规定,农民工可以参加住院医疗保险;2003 年又出台相关规定,允许农民工参加综合医疗保险,并增加地方补充医疗保险;2005年,《深圳市劳务工合作医疗试点办法》的出台,为进一步探索新型的农民工合作医疗模式打下了基础;2008 年,新出台的《深圳市社会医疗保险办法》对农民工的医疗保障又做出了最新规定。农民工合作医疗模式的主要特点是,参保农民工医疗保险缴费为每人 12 元/月,由用人单位和个人按照 2∶1 的比例分配;在费用支出时,所缴纳的 12 元中,有 6 元支付门诊费,5 元支付住院费,1 元作为调剂。这一模式考虑到了农民工的经济条件,在医疗保障方面充分发挥政府和集体的作用,个人负担较轻。

　　虽然以上各种农民工医疗保险模式在筹资及报销规定上各有不同,但基本都遵循"低费率、保大病、保当期和以用人单位缴费为主"的原则,既照顾了农民工较低的支付能力,又满足了他们基本的医疗需求,在短期内取得了较好的效果,提升了农民工的参保率。

　　至 2010 年,我国已经初步建立了以城职保、城居保和新农合为主要平台,以商业健康保险和城乡居民医疗救助为补充的全民基本医疗保障体系,中国进入了全民医疗保险时代。表 1-5 总结了现阶段各种主要医疗保险平台的筹资方式和保障范围。

表 1-6 我国主要医疗保障制度与农民工参保条件

政策	实施时间	农民工参保条件	筹资水平及报销范围
新农合	2002 年,中共中央、国务院颁布《关于进一步加强农村卫生工作的决定》,拉开了建设新型农村医疗体系的序幕;2003 年,新农合制度正式诞生。	覆盖所有农村居民,由政府组织和引导,农户以家庭为单位自愿参加。农民工在城镇就医的费用需要在原参保地报销,对异地就医有限制。	以政府补贴为主,个人、集体和政府多方筹资;主要支付住院及大病医疗费用;部分地区也补偿小额医疗及慢性疾病门诊费用。
城职保	1988 年开始在部分城市试点;1996 年在全国 56 个城市和地区扩大试点;1998 年,《国务院关于建立城镇职工基本医疗保险制度的决定》标志着城职保制度的正式确立。	覆盖城镇正式就业部门(国有企业、集体企业、外商企业、私营企业、机关、事业单位、社会团体、民办非企业单位)中的农民工。部分地区覆盖灵活就业的农民工;强制参保。	由用人单位和职工共同筹资,按职工工资总额的一定比例缴费;分为统筹基金与个人账户,前者支付住院及大病开销,后者支付门诊、购药及住院自付部分。设有起付线和最高支付金额。
城居保	2007 年起,在 79 个城市试点;2010 年,城镇居民基本医疗保险制度正式在全国推开。	覆盖城镇非正式就业农民工、无固定工作者、未成年人、无退休待遇的老人。以个人为单位自愿参保。	以个人缴费为主,政府适当补助。主要支付住院和门诊大病费用,部分地区已逐步试行门诊费用统筹。
商业医疗保险	20 世纪 80 年代起,随着传统医疗保障制度的瓦解,一些保险公司为满足人们的医疗保障需求开始经营商业医疗保险;2009 年,新医改方案明确了商业医疗保险对基本医疗保障的补充地位。	任何农民工均可投保,尤其适用于不能被基本医疗保险覆盖的个体经营者、自由职业者和自由企业者,以及预期医疗费用较高且经济条件较好的农民工。	个人自愿投保和缴费,政府不予补助。主要覆盖超过基本医保报销上限的自付费用、新药及进口药费用、基本医保不予支付的部分高级诊疗项目费用。理赔不受地域限制,具有"便携性"。

（续表）

政策	实施时间	农民工参保条件	筹资水平及报销范围
农民工医疗保险	2006 年,劳动和社会保障部发布《关于开展农民工参加医疗保险专项扩面行动的通知》,各地因地制宜实行了多种形式的农民工医疗保险制度。	与城镇用人单位建立稳定劳动关系的农民工,不包括个体经济从业人员和在城镇未登记的就业人员。	各地按照"低费率、保大病、保当期、以用人单位缴费为主"的原则实行不同规定,包括"综合保险"模式、"扩面"模式、农民工合作医疗模式等。

　　而通过上表的比较可知,目前三种基本医疗保险制度均采用个人支付与其他补贴相结合的方式。其中,城职保由单位和个人共同筹资,用人单位缴费率控制在职工工资总额的 6% 左右,职工缴费率为本人工资的 2%(退休人员不需缴费)。城居保的筹资则以个人缴费为主,政府额外给予适当补贴。例如,2007 年试点地区的平均保费为成年人每人 236 元,未成年人每人 97 元。其中,中央和地方政府补贴占保费的 36%,而个人支付占 64%。考虑到城乡地区的收入差距,新农合的筹资采用了以政府补贴为主,个人、集体和政府多方筹资的形式。例如,在 2011 年,各级财政对新农合的平均补助标准为每人每年 200 元,而个人平均缴费标准仅为 50 元。由于筹资方式的不同,各制度的报销范围也有所差异。从总体上说,各种主要的医疗保险制度均以住院和大病费用的报销为主,在此基础上逐步加入对部分门诊费用的报销。在病种上,重点关注慢病(如糖尿病和心脏病)或绝症的住院治疗和门诊费用,这些疾病的门诊报销费用比普通门诊的报销更为充足。同时,国务院在 2012 年发布的《"十二五"期间深化医药卫生体制改革规划暨实施方案》中提出将进一步提高各制度的保障水平:到 2015 年,城职保、城居保和新农合政策范围内住院费用支付比例达到 75% 左右,并将城居保和新农合门诊统筹覆盖所有统筹地区,支付比例提到 50% 以上。

1.2 我国农民工群体的医疗与健康问题

农民工群体的健康和医疗保障问题一直受到社会各界的关注,但由于农民工群体身份和工作性质的特殊性,在解决他们的医疗保障问题时往往要考虑诸多现实因素和客观条件,这也是当前医疗保障体系并不能很好地为农民工群体解决健康和医疗问题的原因。本研究将对我国农民工群体健康状况的特殊性以及当前农民工参与医疗保险过程中存在的诸多问题进行梳理和总结。

1.2.1 我国农民工群体医疗与健康状况的特殊性

医疗保险制度是国家公共医疗卫生体系和社会保障体系的重要组成部分,该制度的完善也是我国当前医疗体制改革的首要目标。纵观世界各国,几乎所有发达的经济体都建立了全民覆盖的医疗保险体系,以保障医疗资源的可及性和平等性,从而提高人口健康水平。就我国来说,自20世纪80年代以来,我国逐步在城乡地区建立了以政府为主、社会统筹与个人账户相结合的新型基本医疗保障制度。其中,主要的医疗保险平台包括以城镇正式就业职工为覆盖对象的城镇职工基本医疗保险、以农村居民为参保对象的新型农村合作医疗保险,以及近年来开始推行的用于保障城镇非正式就业人员及非从业居民的城镇居民基本医疗保险。各保障平台在筹资和管理方面具有相对独立性,尤其是新农合和其他城镇医疗保险之间在保障力度和管理体制方面存在较大差异,这使我国的基本医疗保险体系呈现出"城乡二元性"的特征。

然而,作为我国工业化和城镇化进程中特有的社会现象,一支庞大的农民工①队伍处在城市和农村的衔接地带,成为全民医疗保险体系的薄弱环节。在城市中,他们往往从事着脏、苦、累的工作,很多时候需要长时间暴露在较为恶劣的环境中,劳动强度大、工作时间长、工作危险性高,有较高的风险罹患职业病和慢性病。但由于农民工流动于城镇与农村之间的特殊性质,加之他们的收入水平往往较低,医疗服务的可及性较差,使得他们的健康状况长久得不到应有的关注和改善。尽管已经有诸多医疗保障平台可供农民工群体选择,但在参保过程中常常会因为如下的制度或政策制约而无法享受到正常的医疗保障:

1. "城乡二元性"带来多种参保资格

首先,农民工的"城乡二元性"往往使其同时具有一种或几种保险的参保资格。农民工群体常常是既在农忙时节务农,又在农闲时间务工的,而在当前的户籍管理制度下,他们在城市务工的同时也保留着农村户籍,双重的工作及居住地与户籍地的不统一使得他们在政策意义上有资格同时参保新农合和城职保。但这两种医疗保险一直实行的是两套不同的管理办法,适用于不同的政策,归属于不同的部门管理,缺乏制度上的衔接和资源上的共享。制度上的割裂使得重复参保造成资源浪费,无端消耗了财政资金。

根据中华人民共和国审计署网站公布的《全国社会保障资金审计结果》,我国养老保险和医疗保险的重复参保情况如表 1-7 所示。截至 2011 年年底,共有 1 198.53 万人重复参加了养老和医疗保险,其中有 1 086.11 万人重复参加新农合、城居保或城职保,占比高达 90.62%,造成财政多

---

① 农民工的定义存在广义和狭义之分:狭义农民工指离开自己农村户口所在地,外出进入城镇从事非农业工作的农村劳动力(离土又离乡);而广义农民工则还包括在本地乡镇企业就业的离土不离乡的劳动力。本书的研究对象主要集中于前者,即从农村流向城市的外出农民工群体,这是我国流动人口的主要组成部分。

补贴 17.69 亿元,有 9.57 万人重复报销医疗费用 1.47 亿元。

表 1-7   截至 2011 年年底我国养老和医疗保险重复参保情况

项 目	重复参保人数(万人)	财政多补贴金额(亿元)	重复报销人数(万人)	重复报销医疗费用(亿元)
企业职工基本养老保险、新农合或城居保	112.42	—	9.27	0.68
新农合、城镇居民或城镇职工基本医疗保险	1 086.11	—	9.57	1.47
合 计	1 198.53	17.69	18.84	2.15

资料来源:国家审计署:《全国社会保障资金审计结果(2012 年 8 月 2 日公告)》。

可见,在我国城乡二元结构之下带来的重复参保现象非常突出,不仅造成了国家资源的浪费,也严重影响到制度的公平性。

2. 多重因素限制参保意愿

虽然目前已经建立起了多种医疗保障制度,但在实践过程中,由于缺乏稳定的工作和生活环境,他们的参保意愿和对医疗服务的使用率较低,这使其成为医疗保障体系中的弱势群体。由于农民工自身情况的差异,他们面临的风险及规避风险的能力也不一样,因此各种医疗保险制度给他们带来的预期净收益和参保成本均有所不同,这导致农民工在参保意愿方面存在差异。农民工的参保意愿受到以下多种因素的影响:

新农合报销程序复杂   由于参保门槛最低,绝大多数农民工(尤其是频繁流动于农村与城市的季节性农民工)在参保时的第一选择是新农合,在短期内调动了大量农民的参保积极性。但是,由于农民工在城市与农村之间的流动性比较大,当农民工由一个城市流动到另外一个城市或回到农村时,他们的医疗保险关系很难在异地之间进行转移和衔接。而新农合规定参合农民需要在原住地缴纳保险费,并在原住地看病和报销;对于异地就医的情况,新农合设置了诸如降低报销比例、要求提供转诊证明等种种限制;同时,定点医疗机构的垫付结算过程中需要病人的身份证和医疗证等相关证件,并且要求大量的费用清单、住院审查表、费用发票等材料。对于外出务工的农民工患者来说,这些地域限制以及报销程序意味着直接或间接的经济成本,例如办理转诊和报销的手续费用、往来路费以及耽误工作所损失的工资等。异地报销制度限制了农民工参保新农合的意愿,因此,新农合虽然覆盖范围较大,但对农民工的保障力度相对薄弱,限制了其对医疗资源的使用,实际保障效果并不理想。

城职保参保条件苛刻　对于长期在城市打工的农民工,他们也可以选择参加就业城市中的城职保、城居保或农民工医疗保险等项目。但是,一方面,城职保的参保条件与其工作性质密切相关,它的覆盖范围是城镇正式就业部门(国有企业、集体企业、外商企业、私营企业、机关、事业单位、社会团体、民办非企业单位)中的农民工。而大多数农民工是仅仅在农闲时外出务工,就业地点不固定,就业时间不连续,就业收入不稳定,就业形式呈多样化,且很多并非在正规就业部门工作,并没有签订长期的劳动合同,也无法连续长时间连续缴纳保险金,从而无法享受相应的保障福利。同时,农民工往往由于其学历水平相对较低,对城市中的职工医疗保险和城镇居民医疗保险的报销要求和具体流程了解极少或者基本不了解,即便是在符合条件的前提下让他们主动参加自己不熟悉的医疗保险,难度也较大。另一方面,为了避免医疗费用的重复报销,部分城市规定农民工只能选择参加新农合和城镇基本医疗保险中的一种,由此也形成了阻碍农民工参保的又一大因素。

城居保自付比例较高　与城职保相比,城居保的参保条件虽然更为灵活,能够覆盖城镇非正式就业农民工、无固定工作者、未成年人、无退休待遇的老人,但从筹资方面来看,城居保以个人缴费为主,政府适当补助。主要支付住院和门诊大病费用,部分地区已逐步试行门诊费用统筹。保险费的自付比例相对较高,使得收入偏低的农民工群体望而却步,限制了其参保意愿。

商业保险专业性不高 商业医疗保险作为基本医疗保险制度的补充,可以满足人们日益多样化的医疗保险需求。但是,目前我国商业保险的专业性还不高,农民工对商业医疗保险的信任程度还比较低。由于商业保险主要依靠个人缴费,不享受政府补贴,目前我国的商业保险还处于"高保费、低保障"的阶段,因此它适用于经济条件较好、具有特殊医疗需求的人群,这与农民工低收入的特点产生了矛盾。同时,目前的保险市场还存在着监管不严、鱼龙混杂的问题,部分商业医疗保险公司的发展时间较短、专业性不高,很难有效解决医疗保险天生的逆向选择和道德风险问题,往往存在较多的限制条款和免责条款。这些都直接影响了农民工的投保意愿,使商业保险在农民工群体中的参保率一直维持在较低水平。

参保预期收益低 对于各地方政府推行的农民工医疗保险,虽然其参保门槛较低,针对性较强,但是多数地区的保险计划还是以保大病、保当期为主,重点解决农民工进城务工期间的住院医疗保障问题。由于筹资方式不同,各种医疗保险在保障范围上会略有差别,但从总体上说,各种主要的医疗保险制度均以住院和大病费用的报销为主,在此基础上逐步加入对部分门诊费用的报销。在病种上,重点关注慢病(如糖尿病和心脏病)或绝症的住院治疗和门诊费用,这些疾病的门诊报销费用比普通门诊的报销更为充足。而农民工大多处于青壮年时期,身体素质良好,利用门诊服务的机会远远大于住院服务,对自己未来健康水平的预期也较高,因此参保的预期收益不高,再加上很多雇主逃避义务而不愿意为农民工花钱买保险,这些因素都限制了农民工参保的积极性。

3. 农民工的高流动性与保险关系的不可携带性之间的矛盾

各种医疗保险制度之间缺乏统一的衔接安排,使得医疗保险体系呈现碎片化的特征。这种碎片化的保障体系无法适应农民工自身的高流动性,这种低层次的统筹方式无法与农民工流动性强的特点相适应:一方面,当农民工因为工作转换离开原医保统筹地区,由于医疗保险制度的不可携带性,无法实现异地就医和报销。其原有的医保缴费记录不能用于新务工地,只能被迫中断,永久留在原参保地,其医疗保险关系就成为"死账户",个人统筹基金也无法提取,而流入人员也不能够立刻享受输入地统筹保障。另一方面,即便农民工仍处于参保期,当农民工需要短期离开原参保地时,由于疾病发生的不确定性与治疗的及时性特点使得多数疾病发生时只能通过异地就诊。而较低的医保统筹层次使得农民工的异地就医报销十分困难,多数情况下只能选择主动放弃本应得到的医保补偿。如此,农民工的社会保障权益无法得到真实实现,而成为务工地政府谋取地方利益的工具。这种医疗保险关系的"不可携带性"给农民工看病就医带来了诸多不便,在客观上削弱了医疗保险的预期净收益,从而大大限制了农民工在各种医疗保险项目中的实际参保水平。

正是由于农民工处在医疗保障体系的"夹心层",虽然他们在理论上拥有各种医疗保险的覆盖,但依然难以充分享受相应的社会福利,其日常就医和健康状况令人担忧。根据各年《人力资源和社会保障事业发展统计公报》的数据显示,农民工参与城镇医疗保险的积极性不高,在城市农民工总数中占比较低。近年来,城市农民工的参保率基本维持在30%左右,远远低于其他人群的参保率。具体情况见表1-8。

表 1-8　2008—2014 年我国城市农民工参保情况

年份	农民工总数 （万人）	外出农民工人数 （万人）	城镇基本医疗保险的 农民工参保数（万人）	城市农民工 参保率（%）
2008	22 542	14 041	4 266	30.38
2009	22 978	14 533	4 335	29.83
2010	24 223	15 335	4 583	29.89
2011	25 278	15 863	4 641	29.26
2012	26 261	16 336	4 996	30.58
2013	26 894	16 610	5 018	30.21
2014	27 395	16 821	5 229	31.09

资料来源：2008—2014 年《人力资源和社会保障事业发展统计公报》。

1.2.2　我国农民工医疗保险体系中存在的诸多问题

经过多年的努力,我国农民工医疗保险体系已经初步建立,并在保障的深度和广度方面取得了长足进步,但各种保险制度在实际操作过程中仍然存在不少问题,除了由于农民工群体自身的身份和职业特性所带来的参保障碍外,在医疗保险的制度设计上也存在着以下不足之处：

1. "保大病"的政策,门诊负担沉重

不管是城镇职工医疗保险还是城镇居民医疗保险或者是新型农村合作医疗,都体现了重点满足患者的住院和门诊大病需求的政策意图。"保大病"的这一政策看似能够减轻患者医疗服务费用的负担,但是恰恰由于基本医疗保险主要针对住院和大病治疗,所以个人仍然要负担沉重的门诊费用。

事实上,在参保人群中,大病发生的概率并不高。而且非传染性慢性病,如高血压、糖尿病、肥胖和心脑血管疾病等,逐渐成为当代社会公民生命健康的主要威胁。在这些疾病的初期,患者常常并不需要住院治疗,而是需要长时间的门诊治疗,花费大量的门诊费用。可是,以治疗大病为主的基本医疗保险不承担门诊费用。因而,很多患者要么自付门诊费用,要么放弃治疗,延误时机。等到病情严重时发现疾病已经不可逆转,他们将遭受更大的损失。由此可见,"保大病"的政策并没有减轻参保患者的医疗费用负担。

2. 大病与住院治疗的报销水平低,报销程序复杂

大病与住院治疗的报销水平与各项基本医疗保险的起付线、封顶线和报销比例的规定相联系。首先,由于在各项基本医疗保险中,起付线普遍偏高,封顶线普遍偏低,报销比例随着医疗费用的增长而降低,因此,城市低收入者和无固定收入的农民在患病治疗时仍然面临着高额的医药自费负担,因而很多患者放弃了大病的门诊治疗或住院治疗。其次,即使调整了起付线和封顶线,提高了报销比例,患者的负担依然沉重。因为大多数报销程序都规定患者需要先垫付后报销,无钱垫付的患者是治不起病的,更谈不上去报销。另外,很多药品和诊疗费用并不在报销的范围之内,这也加重了患者的自费负担。因而,虽然政府试图减轻患者的医药费用负担,但是又给患者报销设置重重障碍,这造成了对患者就医需求的限制。

3. 医疗成本控制过于严格,拖欠医院经费

为了控制医疗成本,减轻患者负担并防止医疗保险基金的浪费,在2003 年国家劳动和社会保障部要求各地医保部门对城镇职工医疗保险实施总量控制的医疗费用结算办法,严格审核和监督,控制不合理的支出。① 这造成了各地医保部门拖欠医院经费的现象。为了防止这种现象

---

① 《关于进一步做好扩大城镇职工基本医疗保险覆盖范围工作的通知》(劳社厅发〔2003〕6 号)。

的发生,2010 年国务院要求推行总额预付支付方式。[①] 但是各地实行的总额预付支付方式并不是真正的预付制。因为许多地方的总额预算只是指标上的预定,并没有将医疗费用真正预付给医院。因而,这种总额预付与总量控制没有实质区别。

实际上,基本医疗保险基金是医院收入的重要来源。在实行总额预付费结算方式的条件下,医院和医生必须控制自己的医疗行为,既要使医疗费用达到总额要求,又要减少多余的成本。如果医疗费用达不到预算总额,医院将得不到剩余收益。但是,如果医疗费用超过预算总额,医院将因得不到补偿而面临亏损。为了最大化自己的利益,医院和医生就将极力控制成本,而不顾患者的真实医疗需求。在没有达到预算总额时,医院和医生诱导患者消费医疗服务,甚至不惜以各种方式与参保者合谋来骗取基金。而在完成预算总额时,医院和医生将以各种理由拒绝为参保患者治疗或者为参保患者提供自费的医疗服务。不管是哪一种情况,最终受害的还是参保患者。

4. 地方政府挪用基本医疗保险基金

全国每年基本医疗保险基金都存在大量结余。根据国家统计局的数据,到 2014 年,城镇基本医疗保险基金累计结余 10 644.8 亿元,其中,城镇职工医疗保险基金累计结余 9 449.8 亿元,城镇居民医疗保险基金累计结余 1 195 亿元(见表 1-9)。

[①] 《关于印发医药卫生体制五项重点改革 2010 年度主要工作安排的通知》(国办函〔2010〕67 号)。

表 1-9　2010—2014 年我国城镇基本医疗保险基金结余情况　　单位:亿元

年份	保险基金收入		保险基金支出		累计结余	
	城职保	城居保	城职保	城居保	城职保	城居保
2010	3 955.4	353.5	3 271.6	266.5	4 741.2	305.9
2011	4 945.0	594.2	4 018.3	413.1	5 683.2	496.8
2012	6 061.9	876.8	4 868.5	675.1	6 884.2	760.3
2013	7 061.6	1 186.6	5 829.9	971.1	8 129.3	987.1
2014	8 037.9	1 649.3	6 696.6	1 437.0	9 449.8	1 195.0

资料来源:历年《中国统计年鉴》。

　　保险基金的结余率在近几年有所减小,根据《中国劳动统计年鉴》(2008—2009)公布的数据,2007—2008 年城镇居民医疗保险基金的当年结余率曾经高达 60%—75%。

　　为了发展经济或弥补其他财政需要,很多地方政府将结余基金挪作他用。这就导致地方医保部门没有资金来补偿参保患者,参保患者无法报销已经支付的医疗费用,也造成医保部门无法及时与定点医疗机构进行结算。由此可见,地方政府挪用基金无疑加重了参保患者的经济负担,也严重损害了医疗机构的利益。

　　以上四个问题造成基本医疗保险制度改革举步维艰,广大的参保人群也没有确确实实地享受到满意的医疗保障。因此,基本医疗保险制度改革没有取得应有的良好效果。

1.2.3　我国基本医疗保险制度中的道德风险及政府的两难抉择①

　　基本医疗保险制度中广泛存在着道德风险,这是基本医疗保险制度

　　① 本节写作的基本时间立足点为 2012 年。本节的主要内容,秦雪征、洪波以“我国基本医疗保险制度的激励与监督机制:基于道德风险的分析”为题,发表于《经济技术与管理研究》2012 年第 8 期。

设计中无法回避的困境。这一特性也较大地影响了农民工群体参与和享受医疗保险,使之成为农民工医疗保障制度设计中亟须解决的重要问题。接下来,本章将对医疗保险中存在的道德风险问题的原理和解决思路进行详细阐述和分析。

所谓道德风险是指由于个体治疗的边际成本被降低,基本医疗保险的存在将增加医疗的利用程度(Pauly,1968)。而这种道德风险具体包括两个方面:一是基本医疗保险制度的物品属性所引发的道德风险;二是基本医疗保险体系中存在三重委托代理关系所引发的道德风险。为了防范这些道德风险,政府在设计基本医疗保险制度的时候遭遇种种困境。然而,由于政府采取的防范措施不当导致了我国基本医疗保险制度依然面临着上述严重问题。下面分别研究基本医疗保险制度作为共用资源引发的道德风险,三重委托代理关系引发的道德风险和政府的两难抉择。

1. 共用资源引发的参保人道德风险

从图 1-3 可以看出,根据物品所具有的排他性和竞争性程度,可以将物品分为公共物品(集体物品)、收费物品(俱乐部物品)、共用资源(公共池塘资源)和私人物品(个人物品)。而基本医疗保险制度通常会被看作公共物品。其实这种看法并不准确。根据保罗·萨缪尔森(1992)对公共物品的界定,"公共产品是这样一些产品,无论每个人是否愿意购买它们,它们带来的好处不可分割地散布到整个社区里"。由此可以得到公共物品的两个特性,即非排他性和非竞争性。如果基本医疗保险制度是公共物品,那么它就应该具有非排他性和非竞争性。下文将论证它是否具有这两个性质。

竞争性

		强	弱
排他性	强	私人物品	收费物品
	弱	共用资源	公共物品

图 1-3　依据物品排他性和竞争性的物品分类

基本医疗保险制度是一个抽象的概念,它的物品属性应取决于它所依托的基本医疗保险基金的物品属性。大多数人仅靠个人的经济实力不足以抵御疾病风险。为了抵御疾病风险,人们定期地拿出一部分资金(保险费)共同建立医疗保险基金,通过它来分担参与者医治疾病的部分医疗费用。每个参与者只要定期地出资(交保险费),就可以不断地申请基金的补偿(保险金)。补偿的比例由基金的多少决定。参与者越多,出资越多,基金就越多,补偿比例就越高,参与者的受益也就越大。但是,在同一时期,如果一个参与者享受的补偿越多,其他参与者可以申请补偿资金的份额就越少。可见,医疗保险基金的消费具有较强的竞争性。另外,对参与者的收费并不是要排他,而是为了筹集资金以延续基金的使用时间。可见,医疗保险基金具有较弱的排他性。因而,根据医疗保险基金较弱的排他性和较强的竞争性,可以认为它是一种共用资源。由此可见,基本医疗保险制度虽然具有非排他性,但是不具有非竞争性,所以,不能将它看作公共物品,而应将它看作共用资源。

因为共用资源难以排他而又无法消除竞争,所以它将会引发资源占有者的道德风险。他们的道德风险问题导致了共用资源供给枯竭的内在问题(Savas,2000)。公用地的悲剧、海洋渔业的过度捕捞等都说明由于共用资源的产权不明晰和消费的竞争性,占用者出于最大化自身利益的动机,无节制地使用共用资源,从而造成共用资源轻而易举地枯竭掉。作为共用资源的基本医疗保险制度存在类似的参保人道德风险问题。因此,基本医疗保险基金从产生的那一刻起就可能遭遇由于参保人过度使用而变得枯竭的危险。

2. 三重委托代理关系引发的道德风险

基本医疗保险制度中存在三重委托代理关系。第一种是医疗服务市场中患者与医生间的医疗服务委托代理关系。另一种是由于政府作为第三方介入而形成的患者与医保部门间的保险服务委托代理关系。第三种是医保部门与医院间的医疗服务委托代理关系。

(1)患者与医生间的医疗服务委托代理关系。在不存在医疗保险制度的情况下,这种委托代理关系就已经存在了。这时,患者与医生之间是一种相对简单的医疗服务委托代理关系。患者是医疗服务的需求者和委托人,他将医治疾病的决策权委托给医生,医生是医疗服务的提供者和代理人。

患者与医生间存在着信息不对称。患者对医疗信息掌握较少,而医生对医疗信息掌握丰富。由于患者完全是自己负担医疗费用,因而他不存在道德风险。虽然医生有可能利用他的信息劣势,诱导他消费医疗服务(Evans,1974),但是这种道德风险的负面影响并不会太大。这是因为如果医生开价太高或诱导消费太过,患者可以在市场上选择其他医生为自己治疗。

在存在医疗保险制度的情况下,这种委托代理关系依然存在。所不同的是作为共用资源的医疗保险制度将引发患者的道德风险。他的道德风险将进一步促成医生的道德风险,从而造成医疗服务资源的浪费。而医生的道德风险将使患者的道德风险成为可能,从而造成医疗保险基金的浪费。

（2）患者与医保部门间的保险服务委托代理关系。在这种委托代理关系中,患者是医疗保险服务的需求者和委托人,而医保部门是医疗保险服务的提供者和代理人。患者将选择医疗服务提供者的权力和与医院议价的权力委托给代理人,向医保部门缴纳医疗保险费,并获得医疗保险基金的补偿。政府通过财政转移支付提供部分医疗保险基金,医保部门代表患者选择医院,代表患者跟医院议价。

患者与医保部门间也存在着信息不对称。对于医疗保险基金使用和管理,患者处于信息劣势,而医保部门处于信息优势。医保部门出于最大化自身利益的动机,可能挪用医疗保险基金,从而造成基金的流失。

（3）医保部门与医院间的医疗服务委托代理关系。在这种委托代理关系中,医保部门是医疗服务的委托人,将医疗服务的供给委托给医院。医院是医疗服务的提供者和代理人,从医保部门获得医疗服务的收益。

医保部门与医院间同样存在信息不对称。对于提供给患者的医疗服务数量与质量的信息,医保部门处于信息劣势,而医院处于信息优势。医院和医生有可能诱导患者过度消费医疗服务,从而可以从医保部门获得更多的医疗保险基金。如果医保部门通过预付费来控制医院的医疗费用上涨,医院和医生又有可能拒绝为参保患者提供医疗服务或者降低医疗服务的质量和数量（Dranove,1988）。

3. 政府的两难抉择

作为共用资源的基本医疗保险制度应由政府供给和管理,这是因为只有政府拥有较强的财政转移支付能力。他们能够提供广泛的、较高水平的医疗保障。而私人部门和互助组织不适合提供基本医疗保险制度,因为他们的筹资能力有限,无法独自提供广泛的、高水平的医疗保障。

由于围绕着基本医疗保险基金这一共用资源而形成的三重委托代理关系引发了各种道德风险问题,因此,为了提供广泛的、较高水平的基本医疗保险制度,政府需要防范参保人、医疗机构和医保部门的道德风险问题。然而,政府常常遭遇两难困境。

(1)保障全国居民享受医疗保健权利与防范参保人道德风险间的抉择。第一个两难困境是政府既要保障全国居民能够享受医疗卫生服务的权利,又要防范参保人的道德风险。为了防范他们的道德风险,政府设计了"广覆盖,低水平,保大病"的基本医疗保险政策,并设置了较高的起付线和较低的封顶线。这一设计确实在一定程度上防范了一些弱势参保人的道德风险,但是也造成了前文提到的门诊负担沉重、大病与住院治疗的报销水平低、报销程序复杂的问题。从而使得医疗保险的整体实施效果不佳,不能从根本上解决广大人民"看病贵、看病难"的问题。

(2)鼓励医疗机构提供优质服务与防范其道德风险间的抉择。第二个两难困境是政府既要让医疗机构提供优质的医疗保健服务,又要防范它们的道德风险。为了防范它们的道德风险,政府设计了以总额预付制为主、其他付费方式为辅的付费方法,并对医院医疗费用结算设置了严格的审查程序。这一设计不仅没有解决医生过度治疗的问题,反而造成了医生拒绝医治的问题,造成了前文提到的医疗成本控制过于严格,拖欠医院经费的问题。

除此之外,政府还要解决前文提到的基本保险基金大量结余带来的政府自身的道德风险问题。

面对困境,政府设计了相应的制度,试图阻止道德风险的发生。但是,这些设计没有取得良好的效果,反而造成了严重问题。因而,"看病贵、看病难"依旧。究竟政府该如何抉择是值得反思的问题。

1.3　理论背景——医疗保险对农民工影响的相关研究

　　上文简要总结了我国基本医疗保障体系中存在的制度性问题以及农民工群体在这一体系中所面临的特殊困境。在本节中,我们从理论高度出发,通过简要梳理国内外的学术文献,来看医疗保险对农民工群体的影响。

　　总的来说,医疗保险对农民工的影响主要体现在以下两个方面:其一,是对农民工健康状况和医疗行为的影响;其二,是对农民工劳动力迁移的影响。本节就这两个方面对前人所做的研究进行综述分析。

1.3.1　医疗保险对农民工群体健康状况和医疗行为的影响

　　保险在医疗领域具有十分重要的地位。在各发达国家,国民医疗费用的大部分由医疗保险给付。例如,美国的商业与公共保险支付了其总医疗开销的 80%,而在加拿大和一些欧洲国家,这一比例甚至更高(Cutler et al., 1999)。因此,医疗保险一直以来都是卫生经济学领域的研究热点。文献中对医疗保险影响的研究大致可以分为两类:一类研究主要关注其对健康状况(Health Outcomes)的影响,另一类研究则重点关注其对医疗服务可及性及利用率(Access/Utilization)的影响。

　　1.　国外文献

　　(1) 对健康状况的影响。在现有研究中,健康状况往往可以用死亡率、自评健康,以及生命质量(如 EQ5D)等指标来衡量(Brown et al., 1998)。其中大部分文献(Brown et al.,1998;IOM,2002;Hadley,2003)发现参保与更低死亡率(疾病风险)和更高自评健康存在显著相关。例如,Ayanian et al. (1993)和 Roetzheim et al. (2000)分别发现患乳腺癌的妇女在 54—89 个月内的死亡率和大肠癌患者 3 年内的死亡率与未参保显著正相关。Baker and Williams（2001）利用间隔 4 年的面板数据考察美国 51—61 岁男性医保状态与健康的关系，发现未参保与个人 4 年后健康水平的大幅下降存在显著相关。Hadley and Waidmann（2006）通过 IV 模型预测，参加医疗保险将使样本中报告健康状况为"优秀"的比例从 13.3％上升到 16.6％，报告"很好"的比例从 29.8％增加到 33.9％；Short and Lair（1994）的研究结果则显示，未参保儿童的健康状况要优于参加公共保险的人群，但显著劣于参加私人保险的人群。

但同时，另一部分观测研究发现二者并不存在显著相关。例如，Haas *et al*.（1993）利用美国马萨诸塞州在 1985 年对全州家庭收入在美国联邦政府规定的贫困水平 185％ 以下的所有孕妇提供免费医保（Healthy Start Program）的政策变化，考察有无医保与产妇健康的相关关系，发现医保与产后不良反应发生率并无显著相关关系。Ross and Mirowsky（2000）在控制个人教育、年龄、性别、经济状态及初始健康状态后，发现是否参保与个人自评健康、身体功能性指标及慢性病患病状态都不存在显著相关。

（2）对医疗服务可及性和利用率的影响。对于医疗服务的可及性和利用率，文献中往往使用门/急诊次数、住院次数、住院时间、预防性医疗的使用频率以及未满足医疗需求（Unmet Medical Need）等指标来衡量（Brown *et al*.，1998）。例如，Weissman *et al*.（1991）、Saver and Peterfreund（1993）的研究发现未参保病人比参保病人更可能由于经济原因而延期治疗，从而导致住院时间更长。同时，与未参保人群相比，参保患者每年对门诊、预防治疗及住院服务的使用数量更多（Buchmueller *et al*.，2005；Hoffman and Paradise，2008；Ross and Mirowsky，2000）。然而，一些研究也得出了不同的结论，例如 Kwack *et al*.（2004）发现在医疗服务

的使用上参保和未参保人群之间并没有显著差异;Sudano and Baker
(2003)发现尽管刚失去保险的人比继续参保的人使用更少的预防性医疗
(如流感疫苗接种),但那些刚获得保险的人却并没有增加其预防性医疗
的利用率。

以上研究表明,医疗保险与医疗服务的利用及健康状况的改善具有
显著的正相关关系。然而,它们之间的因果关系——即医疗保险是否直
接导致以上衡量指标的改进却是一个极富争议的话题。主要原因在于保
险与其他主要变量均受到众多因素的共同影响(Freeman *et al*.,2008),
例如个人层面的因素包括个人能力、文化背景、经济状况及思想观念等,
而社会层面的因素则包括政治经济制度与社会环境等。这些复杂交错而
又往往不可观测的因素导致了医疗保险参与变量的内生性问题(Levy
and Meltzer,2004)。为了消除内生性所导致的估计偏误,很多研究采用
了工具变量或自然实验的方法进行分析,即考察由外生政策冲击所导致
的保险覆盖变化对健康或医疗服务利用的影响。例如,Currie and Gru-
ber(1997)利用美国低收入人口医疗保险计划(Medicaid)参保范围的扩
张,发现新增医疗保险对新生婴儿的死亡率具有显著影响。Lichtenberg
(2002)发现新加入老人医疗保险(Medicare)的 65 岁人群增加了其急诊
和住院服务的使用率。同时,Lurie *et al*.(1986)及 Haas *et al*.(1993)的
研究则利用某项公共医疗保险政策的终止来考察失去保险对相关人群的
影响;他们发现实验组与对照组在健康状况上并不存在显著差异。

2. 国内文献

在我国国内的文献中,针对医疗保险和人口健康及服务利用之间关
系的研究较少,并主要集中在对新农合、城职保和城居保的考察。而近年
来,农民工的健康状况和医疗行为也开始引起了一些学者的关注。

(1)对新农合、城职保和城居保的考察。这一方面的研究在国内出现

较多。例如 Wagstaff *et al.*（2009）通过入户调查数据对农民参与新农合以后的医疗负担进行了研究；Lei and Lin（2009）为新农合是否促进农民医疗服务的使用及自身健康的改善提供了经济学检验，发现新农合促进了对预防性医疗服务的使用，并减少了在赤脚医生处治疗的次数，但对自付医疗费用及正规医疗服务的使用等方面并未发挥显著影响；程令国和张晔（2012）研究发现，新农合显著改善了参合者的健康状况，并且降低了他们的自付比例，但实际的医疗支出并没有显著降低；姚岚等（2001）通过描述性统计分析认为参加城职保的患者对基层卫生服务的利用更多；刘国恩等（2009）利用南京医疗保险数据发现，城职保中的个人账户制度有利于医疗资源的合理分配，使医疗资金在医疗需求更大的人群中得以释放，而在医疗需求较小的人群中得以储存。另一方面，针对 2007 年来推行的城居保制度，也有不少研究对其展开了探讨。其中，刘立藏等（2009）发现，参加城居保对居民是否采取自我医疗并无显著影响。李芬（2010）针对大学生就医行为的研究显示，参与城居保对大学生的就医类型、就医地点、买药行为均无显著影响。Lin *et al.*（2009）使用国务院城居保试点调查数据，发现城居保的参与率与收入、健康及对医疗资源的使用有关，城居保显著减轻了低收入群体和住院患者的疾病治疗负担。Liu（2008）指出，参加城居保可以显著提高参保患者的两周内门诊就诊率（从 12% 升为 17%），同时，其门诊和住院费用也显著区别于未参保及新农合人群。胡宏伟和刘国恩（2012）利用倾向得分匹配和双重差分相结合方法对城居保的作用进行评估，发现城居保没有显著促进城镇居民健康，但显著促进了低健康群体的健康改进，其中主要是促进了老年人和低收入低健康者的健康改进。潘杰等（2013）利用模型估计了城居保对城镇居民健康的影响，他们发现，医疗保险有利于促进参保个人的健康，且对社会经济状态较差的人群影响更大；此外，城居保提高了人们对卫生服务的利用但并未增加个人经济负担。陈瑶等(2009)综合分析了几种主要医疗保险对参保人群疾病经济负担的影响,发现城职保、公费医疗和商业保险能够显著降低患者的经济负担(边际影响为 5%),而城居保和新农合则对减轻疾病经济负担没有显著影响。

(2) 农民工的健康状况和医疗行为。关于农民工的健康状况和医疗行为的研究表明,城镇农民工的健康状况不佳,是感染和传染病的高危人群(潘国庆等,1995),很多农民工的工作环境恶劣,对其健康造成了不良影响(王伟和蔡建平,2002),同时该群体普遍存在自卑、焦虑、孤独等心理健康隐患(康来云,2004)。李珍珍和陈琳(2010)利用江苏和浙江的农民工调查数据对其健康影响因素进行了分析,发现男性的自评健康水平优于女性,初、高中组的健康状况优于大专及以上组,技术人员的健康优于一线工人;同时,家庭负担系数越大、日工作时间越长的农民工健康状况越差。金成武(2009)利用中国社会科学院 2006 年在五个城市开展的"农民工健康及社会经济状况调查"数据对影响农民工健康状况的因素进行了分析,发现地区、每日工作时间、每月工作日数和工作环境是与农民工健康状况密切相关的因素。秦立建和陈波(2014)从迁移地点的角度研究了迁移对农民工健康状况的影响,发现往外省的迁移对农民工健康有负面影响,而省内迁移没有显著影响。寇振霞等(2015)考察了返乡农民工的健康情况,发现他们的职业健康问题较普通职业人群更为严重,如何落实好对这一人群的保障是一个亟待解决的问题。

在对农民工就医行为的研究方面,一些学者发现,农民工生病后倾向于自我医治,而较少选择去诊所和医院就医(梁维萍等,2010);很多农民工存在因看病贵、不能报销而延误治疗的情况,甚至出现医生要求住院但没有住院的情形(宋静等,2010);在患小病后,农民的就医态度主要是"拖欠就医,自己硬扛"(柯雄和李平,2007);由于医疗费用、便利程度、医患沟通等方方面面的原因,农民工在面临就医选择时,更倾向于去私人诊所而非正规医疗机构就医(张瑶,2011)。另有研究显示,农民工对门诊的需求量较低,但是普遍畏惧住院产生的经济负担(李建华,2006)。此外,张帆(2013)研究发现,医疗保险的加入会显著增加农民工的就医需求,同时,年龄、性别、收入、教育和职业对就医行为均有显著影响。

1.3.2 医疗保险对农民工劳动力流动的影响[①]

农民工既是医疗保险的参保人,同时又是劳动力市场的供给方,这一双重身份使得医疗保险必将对劳动力市场产生深远影响。

1. 城乡劳动力迁移基本模型

农村劳动力迁移的基本模型来自托达罗等人(Todaro,1969;Harris and Todaro,1970;Todaro,1971)提出的城乡劳动力迁移理论,该模型通过城乡实际工资差异和移民在城市找到工作的概率来解释农民工的迁移行为。托达罗提出了非正式部门的概念,认为即使存在长期失业,只要城市预期工资水平超过农村工资水平,移民就将继续下去,暂时在城市找不到工作的农村劳动力就会成为产业劳动储备力量,为发展中国家通过产业后备军发展低劳动力成本行业提供可能性。以中国为例,Lin *et al.* (2004)和 Zhao(1999)研究发现,自从改革开放以来,城乡之间、沿海与内陆地区之间的人均收入差距逐渐扩大,由此导致了农村劳动力的大量外流。

(1)新"推拉理论"。除纯经济驱动之外,学者们也将注意力投向影响农民工迁移的非经济因素,综合考虑人口学、社会学等"推""拉"作用力,

---

① 本节写作的基本时间立足点为 2014 年。本节的主要内容,秦雪征、周建波、辛奕、庄晨以"城乡二元医疗保险结构对农民工返乡意愿的影响——以北京市农民工为例"为题,发表于《中国农村经济》2014 年第 2 期。

并在个体、家庭等层面逐步扩展,形成了对其进一步补充和发展的新"推拉理论"(Push and Pull Theory)①,认为原住地耕地不足、学校医院等基本生活设施的缺乏、关系的疏离与紧张、自然灾害等因素促使人们向其他地区迁移(即推力作用);同时,迁移目的地更好的就业机会、更好的教育和卫生设施、治安和其他公共制度的优势等因素则吸引人们前往该地工作和生活(即拉力作用;Lewis,1982)。

(2) 个体层面的影响因素。从个体层面来看,针对年龄,Hare(1999)和 Falaris(1979)认为年轻的个体比老年个体更容易选择迁移,程名望等(2006)则概述为总体上农民工的年龄与农村推力呈同向变动关系而与城镇拉力呈反向变动关系。在性别差异方面,Hare(1999)研究认为,在其他条件保持稳定的情况下,男性比女性劳动力向外迁移的可能性高出30%。钱雪飞(2009)发现女性农民工城乡迁移的个人风险成本高于男性。王智强和刘超(2011)研究发现,已婚女性劳动力倾向于和丈夫共同迁移。关于婚姻状况,Hare(1999)认为其对于个体迁移可能性存在着负向影响。Zhao(1999)、张晓辉等(1999)、朱农(2002)等也发现,年龄较小者(16—35 岁)、男性及未婚者更倾向于外出务工。在人力资本的积累方面,Hare(1999)和 Falaris(1979)都认为长期的教育积累使得农村居民更倾向于去城市发展,但前者发现正规教育的年限对于迁移可能性的影响并不显著;Parish,Zhe and Li (1995)和 Du,Park and Wang (2004)发现教育对外出打工有促进作用;王智强和刘超等(2011)也发现,教育程度越高,则农村劳动力外出务工的可能性就越大。而 Zhao(1999)和蔡昉等(2000)则认为受教育程度较高者反而因为已经占据了较好的本地资源而更倾向于留在农村从事非农工作。总体看来,就个人特征而言,程名望和

———————————
① 其思想较早来源于 Ravensteinm(1885)的人口迁移法则。

史清华(2010)认为,男性、非农业户口和身体健康的农民外出就业的意愿更强,而户主或家庭主要经营者、拥有专业技术职称、受过农业技术教育或培训的农民更不愿意外出务工。

(3)家庭层面的影响因素。从家庭层面来看,家庭中的总劳动力多,人均拥有土地数量少,以及未成年孩子数量少的家庭,倾向于外出打工(Du,Park and Wang,2004;Zhao,1999a;Rozelle,1999;张晓辉等,1999);而有的研究则发现,家中没孩子或孩子数量较多的劳动力、土地被征用(或无耕地)的劳动力,更倾向于跨省流动(戚晶晶和许琪,2013)。同时,迁移成本以及户籍制度改革(蔡昉等,2001)也对农村劳动力迁移有着很大的影响,但也有学者研究发现,户籍制度改革对农村劳动力流动总量以及向大中城市而不是省会等特大城市流动的短期影响并不显著(孙文凯等,2011)。另外,家庭中父母的受教育程度和收入水平也会影响到子女的劳动力迁移,有研究表明,父母教育水平与子女城乡转移正相关,父母收入水平与子女城乡转移负相关(郭震,2014)。除此之外,社会关系网络的组成及其对迁移决策的影响方式近年来也受到学者们的关注,Bittles and Egerbladh(2005)的研究发现,重新加入亲属关系网是部分移民者在决策中的主要考虑因素。Massey(1990)认为影响国际或国家内部迁移的因素与潜在移民的社会关系网及亲属中是否已经有成功移民等因素相关。网络关系的扩张及迁移者社会资本的积累形成的回馈机制,使得社会资本最终超过其他社会和经济因素,成为推动迁移的主要动力(Massey and Espinosa 1997;Massey *et al*.,1994;Booth *et al*.,2003;Cheng,2009)。在输入地形成的移民网络能够有效减少寻找工作的信息成本和心理成本,从而对农村劳动力转移具有明显的推动作用(Du *et al*.,2004;Zhao,1999;Rozelle *et al*.,1999)。

(4)"吸纳效应"与"拉回效应"。近年来,随着社会保障体系的逐步完善,医疗保险作为非工资福利的重要组成部分,其对劳动力在城乡间流动起到的"吸纳效应"和"拉回效应"逐渐得到了国内外学者的关注。医疗保险作为保险的一种形式,用以补偿受险人在一定时期内所发生的因疾病或伤残所致的医疗费用。其对劳动力流动产生的制约作用最早由 Madrian(1994)证实;她用医疗保险的可获得性、家庭的规模和妻子怀孕与否来测量这时医疗保险的价值,并指出雇主提供的医疗保险使职工工作转换率降低了 25%。基于美国印第安纳州的就业数据,Stroupe *et al.*(2001)发现那些患有慢性疾病的劳动者由于对医疗保险的依赖,其工作转换率较其他人降低了 40%。这种医疗保险使劳动者被"锁"在原有工作上的现象就是著名的"工作枷锁"(Job Lock)效应。医疗保险对劳动力跨地域流动产生的限制作用与此"工作枷锁"假说相似。医疗保险一般具有很强的地域性和不可携带性,对参保人更换雇主及异地就医等行为加以限制,因此在一定程度上可能降低劳动力市场的流动性,成为劳动力跨城乡流动的障碍。此外,结合上述"推""拉"理论也可以看出,当一个地区所拥有的社会医疗保障资源较为充足时,该地区对自由劳动力的吸引就更为显著,从而促使更多劳动力向该地流动;反之,当一个地区所拥有的医疗保障资源非常匮乏,劳动力基本的医疗需求难以得到满足时,该地区对自由劳动力的吸引力就有所减弱,甚至形成劳动力的流失。

我国以新农合为代表的农村医疗保险和以城职保及城居保为代表的城镇医疗保险都属于社会医疗保险,用以补偿受险人在一定时期内所发生的医疗费用。农民工在这样的医疗保险体系下,拥有双重参保资格,这将可能对其劳动就业地域的选择带来影响。农村和城镇医疗保险的参保人往往是劳动力市场中的就业者或潜在就业者,由于医疗保险福利的不可携带性和城乡保障平台的分割性,劳动者往往根据医疗保障的可及性改变其进出就业市场的决策或选择就业迁移的方向,从而使农村和城镇医疗保险可能成为制约农村劳动力流动的推力和拉力。例如,由于医疗保险的参保资格往往与被保险人的就业状态相关,劳动者往往根据医疗保障的可及性改变其进出就业市场的决策。Yelowitz(1995)发现,放宽公共医疗保险的参保标准将导致部分劳动者的就业倾向发生改变;Rogowski and Karoly(2000)、Blau and Gilleskie(2001)研究了医疗保险的选择对老年劳动者退休行为的导向作用,发现那些退休后能获得医疗保险的劳动者更倾向于提前退休。

2."民工荒"现象

近年来中国沿海许多地区都出现了"民工荒"现象,这一现象很有可能与医疗保险对农民工劳动迁移的影响有关。以"珠三角"为例,其用工缺口将近200万人,缺工比率约为10%(邓宇鹏和王涛生,2005)。对于这一现象的成因,国内一些学者也尝试从经济学理论方面进行解释。胡彬(2006)在对农民工进城打工行为进行成本收益分析的基础上,用博弈论的方法对"民工荒"的成因进行了剖析,发现其真实原因在于农民工自身净收益的下降。金泽虎和蒋耀建(2006)从劳动力流动机制的层面,利用传统发展经济学中的劳动力转移模式进行分析,发现迁移成本和就业概率决定了迁移人口的规模,而农村工业部门的发展则间接抑制了农民工向城市部门的流动。刘根荣(2006)从信息阻力、政策阻力、心理阻力等七个方面来阐释"民工荒"的成因,发现风险、能力、成本三重约束共同导致了"民工荒"的形成。李波平(2011)从国家、企业和个人三个层面分析了"民工荒"形成的原因,他认为该现象的形成是多种因素长期积累的结果,而且各种因素是相互关联的。然而,作为农村医疗保障的主体,新型农村合作医疗制度对农村地区劳动力流动和农民工返乡潮流的影响却并未在文献中得到充分的探讨和研究。

现有关于我国新型基本医疗保障制度的研究多限于对其实施效果的

评价。例如,Wagstaff *et al*.(2009)通过入户调查数据对农民参与新农合后的医疗负担进行了研究;Wang *et al*.(2008)通过随访调查了北京周边农村新农合的覆盖情况及其运行效果;Lin *et al*.(2009)系统估测了城居保试点初期的覆盖程度和实施效果等。而关于医疗保障制度对农民工实际参保效果的影响还有待进一步研究。

1.4　研究价值——农民工医疗保险参保效果的研究具有重要意义

改革开放以来,中国社会发展取得了长足进步,医疗卫生领域也进行了多轮改革,取得了显著成效。虽然目前户籍制度改革尚未彻底完成,但户籍制度对我国人口流动的限制作用已经不复存在,这促进了我国不断加速的城市化进程。与此同时,在 1980—2010 年的 30 年间,中国的城市化率从不到 20%提高到近 50%,预计到 2030 年,中国 2/3 的人口将生活在城镇地区。但是,由于户籍改革的不彻底性和政策设计的复杂性,为城市发展做出巨大贡献的农民工群体仍然未能充分享受到应有社会保障,也未能解决好城市扩张过程中失地农民的相关问题。这意味着在户籍制度被逐步淡化甚至取消的时代,城乡部门仍然存在着根本性的割裂,农民工与城镇本地户籍人员的社会待遇仍具有显著差异。

在消除城乡二元隔离的进程中,未来中国人口与社会的发展趋势仍然是进一步实现农村人口的非农转移。而农民工群体作为我国社会转型期间流动人口的重要组成部分,他们的生存状况和生活质量对于整个社会的和谐稳定和经济的可持续发展都至关重要。为了推进农民工权益保障工作的开展和我国农民工医疗保障体制的完善,改善农民工的医疗行为和健康状况,我国的医疗保障体系在经历了探索试点以及逐步完善的过程后已经越来越成熟,但在新型医疗保障体系下的农民工实际参保效果究竟如何还有待进一步考察。本书在接下来的章节中将就这一问题的若干方面展开深入研究,相关结论具有重要的学术价值和现实意义。

1.4.1　学术价值

当前,我国医疗保险制度改革正在不断地推进和完善,医疗保险越来越引起全社会的广泛关注,尤其是"新医改"时代下农民工这一特殊又庞大群体的医疗保障问题更是备受关注。因此,关于在新型医疗保障体系中的农民工参保效果的研究是一项重要的学术课题,不仅能够在相关学术研究领域增添新的理论和实证成果,也能够为基本医疗保险制度的实践提供学术支持。

1. 弥补相关领域的研究空白

学术界对于农民工医疗保险问题的研究已有多年历史,并取得了丰硕的成果。但从总体上看,已有研究多是局限于某个现象、讨论某个问题或针对某个区域所进行的,或是仅仅从宏观层面对当前农民工医疗保险系统的理论体系、发展模式和优化途径进行梳理和总结,但是对新一轮医疗体制改革所建立的新型医疗保障制度是否有助于改善农民工在医疗、健康和劳动力市场的弱势地位这一问题还有待进一步的考察。文献中对这一问题的研究基本处于空白状态,本书在后面的章节中将基于最新的全国入户调查数据,利用卫生经济学中标准的 3A(Accessibility, Affordability & Appropriateness)框架来系统性地评估各种现存保险平台对农民工医疗服务使用率、看病经济负担、健康状况及劳动力转移行为等方面的影响,从而填补相关领域研究的空白。

而有关医疗保障体制对农民工劳动力流动和返乡行为的研究在文献中更加亟待补充。目前,关于我国新型基本医疗保障制度的研究多限于对其实施效果的评价,而在国外文献中提到的诸如"吸纳效应""拉回效应"等并没有进行实证研究。受到数据等因素的限制,既有研究尚未能够综合考虑两类保险制度(城镇基本医疗保险制度和新型农村合作医疗保险制度)对农民工劳动力迁移的促进或阻碍作用。本书基于理论模型及实际调查数据,同时对上述"吸纳效应"和"拉回效应"的存在和强弱进行定量检验,以期填补相关文献的空白。

2. 对基本医疗保险制度的研究提供决策支持

目前,我国虽然在基本医疗保险体系的建立中已经取得了出色的成绩,但仍然有不少问题有待解决。农民工作为农村向城市转移的劳动力,既同时具有城镇居民和农村农民的基本特征,但又作为一个日益庞大的特殊群体具有自身的明显特点。在中国目前具有城乡二元性的医疗保障体系中,对处于"夹心层"的农民工而言,无论是城镇的医疗保障制度还是农村的医疗保障制度都无法很好地满足他们的医疗保障需求。目前已经有诸多城市结合当地特色因地制宜地实施了农民工医疗保险,在取得了一定成绩的同时也暴露出一些亟待解决的问题。从总体看来,农民工的医疗保障体系还需要在实践中不断完善,而其实际的参保效果也需要实证研究来检验。

只有通过研究新型医疗保障体系中的农民工参保情况,才能够时时把握政策的实际效果,找出漏洞并不断改进,这不仅可以为进一步完善医疗保障体系提供学术支持,也可以进一步丰富农民工医疗保障的理论。此外,我国基本医疗保障体系的内容丰富,主要包括以城职保、城居保和新农合为主要平台,以商业健康保险和城乡居民医疗救助为补充的全民基本医疗保障体系。农民工群体作为社会的重要组成部分,对他们的医保问题的研究也能进一步完善我国基本医疗保障体系相关理论,并对改善我国的社会保障制度提供有效指导。

1.4.2 现实意义

对于农民工医疗保障体系参保效果的研究不仅在学术领域具有重要意义,其作为研究"三农"问题、城乡二元结构改革、经济社会可持续发展等诸多热点问题的切入点,本身还具有丰富的现实意义,在很大程度上可以避免由城乡二元结构带来的社会不公问题,有利于缓和社会矛盾、减少社会动荡、维护社会稳定、促进经济的健康可持续发展,从而有助于我国社会主义和谐社会的构建,促进我国的社会主义现代化建设稳步推进。

1. 改善农民工群体的健康状况

医疗保障体系的建立与农民工的身体健康息息相关。对于我国农民工的当前人权状况,国内和国际社会多有诟病。而健康权则是诸多权利的前提和基础,也是农民工合法权益中最基本、最重要的一项。只有农民工的健康得到保证,其他权益才能体现其价值。农民工作为城市中的一个特殊群体,他们不享有城市户籍,从事着艰苦的工作,但却只有比较微薄的收入。在较为恶劣的工作环境中,他们的健康状况更是令人担忧,但自身的收入水平又对他们的医疗行为造成一定的限制,而农村户口使他们注定无法和城市市民享受均等化的医疗保障。在这样的情况下,农民工很可能不去关注自身的健康状况,甚至在身体健康受到威胁时也不去积极就医,这使得农民工群体的整体健康水平每况愈下。因此,这一群体更加需要针对他们而设计的医疗保险制度来获得相应的保障。通过医疗保险的设计能够为他们减轻医疗费用的负担,使他们更加积极地参与医疗决策并合理使用医疗资源,从而提高自身的健康水平,以更加强健的体魄投入到各行各业的工作中。

2. 促进我国劳动力市场的稳定发展

自改革开放以来,特别是 1990 年以后,中国农村经历了大规模的劳动力迁移。随着城镇化速度的加快和城乡收入差距的扩大,越来越多的农民选择离开土地到城镇就业。由此形成的农民工群体成为城市劳动力的一大来源,在劳动力市场上扮演着重要的角色。然而,与农村劳动力外流的趋势相对应,农民工返乡规模在近年来也一度上升。从 2004 年开始,中国部分沿海地区甚至出现了"民工荒"的现象。根据 2004 年 9 月由劳动和社会保障部发布的《关于民工短缺的调查报告》,企业缺工主要发生在珠三角、闽东南、浙东南等加工制造业聚集地区,重点地区估计缺工10%左右。据当地劳动保障部门调查和一些专家估计,当时有近 200 万人的缺口,缺工比率约为 10%。其中,深圳有民工 420 万,缺口约 40 万人。东莞对 1.5 万家使用外来劳动力的企业进行调查,其中 17% 的企业表示有用工短缺,缺口近 27 万人。福建省泉州、莆田两市用工缺口共约10 万人。浙江省温州市等用工较多城市也反映存在不同程度的招工难问题。

由于大量农民工的返乡流动,很多用工企业遭遇了"招工难"甚至"一工难求"的困境。无论是"民工潮"还是"民工荒",农村劳动力跨地区流动已成为中国特有的、关乎经济发展和社会稳定的重大问题。而农民工的医疗保障体系在劳动力城乡流动方面起到了一定的作用,由于医疗保险福利的不可携带性和城乡保障平台的分割性,劳动者往往根据医疗保障的可及性改变其进出就业市场的决策或选择就业迁移的方向,从而使农村和城镇医疗保险可能成为制约农村劳动力流动的推力和拉力。例如,由于医疗保险的参保资格往往与被保险人的就业状态相关,劳动者往往根据医疗保障的可及性改变其进出就业市场的决策。

根据农民工进行生产的行业的特点,他们是极度需要工伤和医疗保障的人群。农民工医疗保险的完善,能够解决农民工生产的后顾之忧,减轻他们在发生意外伤害时的经济负担,有利于农民工增收,从而推动城市和农村经济的发展。同时,妥善解决好农民工群体的医疗保障问题有利于缓解城市劳动力市场供求不平衡的矛盾,促进劳动力市场的稳定运行。

3. 建立和完善适合我国国情的基本医疗保障体系

我国是一个农业大国,农业人口在总人口中占据了较大的比重,农村经济以小农生产为主要特点,而在城市以社会化工业生产为主,在城市化与工业化的进程中也就形成了独特的城乡二元经济结构。随着改革开放和农村经济的发展,大量农村剩余劳动力涌向城市,加入了农民工这一特殊群体的行列。农民工虽然长期在城市工作和生活,但户口却保留在农村,无法享受城市的各种社会保障。而医疗保障是社会保障体系的重要内容,是与农民工生存与发展息息相关的重要制度,也是城乡社会发展中必不可少的制度保证。因此,切实研究解决好农民工的医疗保障问题,关系到"三农"问题的根本解决,关系到城市化、工业化的健康发展,关系到中国特色社会主义事业的建设。

在我国特殊的时代背景下,要促进城乡的协调发展,改善二元经济结构的局面,就必须建立起适合我国国情的基本医疗保障体系。目前,我国已经初步建立了以城职保、城居保和新农合为主要平台,以商业健康保险和城乡居民医疗救助为补充的全民基本医疗保障体系。但也造成了我国一些独有的问题,对于农民工在这一体系下的参保情况的研究有利于进一步完善现有体系,使之更加符合国家发展需求,与我国的国情相适应。

4. 推动国家社会稳定和经济繁荣

农民工医疗保障体系的建立与完善有利于促进"三农"问题的解决,推动国家经济繁荣和社会稳定。医疗保障能够在农民工发生医疗支出时减轻他们的经济负担,从而激励他们进行更为积极的医疗行为,改善自身的健康状况,更高效地投入到日常工作中。这不仅能够增加农民的经济收入,提高他们的生活水平,带动整个社会的消费需求,从而促进农村经济的发展,而且有利于城市中农民工用人单位的正常稳定运营,带动城市经济的繁荣。农民工离开农村进入城市,由于户籍的原因,他们的特殊身份使他们难以享受到与市民同等的医疗保障,大多数都被城镇医疗保险拒之门外。虽然大部分农民工在户籍所在地享有新农合保障,但是由于长期在城市中生活就业,医疗保险的不可携带和较低的统筹水平使其农村合作医疗的福利成为"远水",无法解其"近渴",这就造成了社会的一大潜在的不稳定因素。如果不能解决好农民工的医疗保障问题,化解由此产生的种种矛盾,那么很有可能影响到社会的和谐稳定。同时,作为城市劳动力的一大来源,农民工群体数量众多,一旦矛盾激化,社会稳定将会遭到严重威胁。建立农民工医疗保险,将农民工这一弱势群体和社会边缘群体纳入社会医疗保障体系,对实现社会公平正义,缓解社会差距和矛盾,形成充满活力、有序安定的社会局面,保持社会的和谐稳定,都具有全局性的重要意义。因此,对于农民工医疗保障问题的研究能够推动社会主义和谐社会的建立,促进国家经济的繁荣稳定。

　　总之,农民工是我国工业化、城市化和社会主义现代化建设过程中出现的一个特殊群体,也是我国城市劳动力大军中的重要力量。能否解决好农民工问题是事关我国未来经济社会发展的重大挑战。医疗保障是社会保障体系的重要内容,与每一位农民工的健康状况和医疗行为息息相关。经过多年的医疗体制改革,虽然全国多数城市已经出台了相关的政策措施来着力改善农民工享有的医疗保障水平,但其实际的参保效果却尚未得到全面的评估,从而给未来的改革之路带来更多的不确定性。通过本书的研究,我们期望可以对我国新型医疗保障体系的实施效果有一个更加清晰的认识,为未来进一步的农民工医疗保障改革指明方向,从而有利于建立更加适合我国国情的医疗保障体系,促进我国人力资本水平的进一步提高和社会经济的整体向前发展。

第 2 章　医疗保险对劳动力市场的
影响:综述分析①

　　逐步在城乡地区建立基本医疗保障制度是我国当前医疗体制改革的首要目标。随着医疗保险在我国的广泛推广,其对劳动力市场的供求双方将产生深远的影响。在导论部分,本书已经简要介绍了医疗保险对农民工劳动力流动影响的相关研究,本章进一步集中总结了近年来国外经济学文献中对医疗保险和劳动力市场关系的研究,在劳动力流动、劳动力需求以及劳动者退休和储蓄行为等方面对相关学术观点进行梳理。我们的综述分析将有助于读者更加全面地理解医疗保险的性质和作用,并将为我国社会保障制度的进一步完善提供理论基础。

2.1　医疗保险对劳动力市场的意义

　　医疗保险是补偿疾病所致医疗费用的保险工具。建立现代化的基本

---

　　① 本章写作的基本时间立足点为 2011 年。本章的主要内容,秦雪征、刘国恩以"医疗保险对劳动力市场影响研究评述"为题,发表于《经济学动态》2011 年第 12 期。

医疗保险制度一直是我国社会保障体系建设的重要组成部分，也是我国新一轮医疗体制改革的首要目标。自 1998 年开始，中央政府相继出台了城镇职工基本医疗保险、新型农村合作医疗、城镇居民基本医疗保险和城乡医疗救助等政策，初步建立了以政府为主导、政府与参保个人共同筹资的基本医疗保障体系。这一体系的建立切实减轻了群众的医药费用负担，对解决我国由来已久、广受社会诟病的"看病难、看病贵"问题发挥了重要的作用。但是，医疗保险作为劳动保障和工作福利的重要内容，同时兼具了劳动者抵御疾病风险及雇主吸引劳动力就业的职能，因此它对劳动力供求双方的行为将会产生深远的影响，这种影响在西方各国的劳动力市场已经得到显现。随着基本医疗保险在我国的不断普及，它对劳动力的需求、就业及流动等必然同样会造成冲击，其结果关系着广大群众和企业单位的切身利益，更是决策制定者不应忽视的问题。明确医疗保险与劳动力市场的关系，有利于我们今后对就业市场的发展趋势做出判断，有利于完善我国当前的医疗保障制度。鉴于此，本研究将首次集中总结几年来国外关于医疗保障与劳动力市场关系的研究文献，并通过对各种学术观点的梳理及与国内实际的联系做出自己的分析和判断，以达到为我国相关政策提供理论基础的目的。由于我国目前对医疗保障政策和劳动力市场关系的系统性研究较少，本书的总结将有利于填补这一理论领域的空白，并为以后的研究提供新的视角和依据。

在以下部分中，我们将分四个方面论述医疗保险对劳动力市场行为的影响。其中，第二部分将探究医疗保险对劳动力流动的影响及"工作枷锁"问题；第三部分将介绍医疗保险对就业和退休倾向的影响；第四部分总结医疗保险对劳动者储蓄和消费行为的影响；第五部分主要介绍医疗保险对企业劳动力需求及工资率的影响；第六部分总结并提出政策建议。

2.2　医疗保险对劳动力流动的影响

医疗保险是劳动保障的一部分,劳动者享有医疗保险的各项待遇往往与其就业状态、就业单位、就业地点等因素有关。因此,当医疗保险存在时,劳动者改变其就业状态或转换雇主就必须考虑其对医疗保障的影响,这在客观上构成了对劳动力流动的限制。在这一部分,我们将分横向与纵向来总结该限制因素的产生根源和表现形式。

2.2.1　横向劳动力流动

1. 劳动力横向流动相关理论

劳动力的横向流动指劳动者更换雇主或转换工作地域。根据 Rosen (1986)的"补偿性工资差异"理论,劳动者更换雇主的先决条件是新工作的收益高于现有工作的收益。在考虑到非工资福利因素后,该决策过程变得更为复杂。以美国的医疗保险为例,长期以来,医疗保险往往由雇主提供,而雇主有权选择不给职工购买医保,因此在同等工资条件下,这类雇主对员工的吸引力就会下降。此外,大公司和小公司由于风险分摊能力的不同,其提供的医疗保险成本也会有很大差别。例如,美国国会研究署在 1988 年进行的调查发现,那些雇员人数小于 5 人的小企业所负担的医疗保险成本比那些人数多于 10 000 人的大公司高出 40%。更一般地,Cutler(1994)指出,即使企业规模和其他情况都相同,由于一些不可观测因素的影响,各公司保险的自付比例也不尽相同,因此员工所享有的实际福利也有差别。在上述条件下,劳动者转换工作时所考虑的就不仅是工资差异,医疗保险对劳动力的流动往往具有显著的影响。假设一个工人在某工作上的生产效率更高,因而能够得到更高的工资回报,那么在完全竞争的市场条件下，该工人将会流向新的岗位；但是如果该工作无法提供医疗保险或其医疗保险自付比例较高，那么这将使该工作的总体收益下降，从而可能对劳动力的流动产生阻碍作用。这种医疗保险使劳动者被"锁"在原有工作上的现象就是著名的"工作枷锁"效应。

2."工作枷锁"效应的讨论

长期以来，在西方经济学文献中针对"工作枷锁"的讨论很多，许多研究通过客观数据证实了这种效应的存在。例如，Madrian(1994)用医疗保险的可获得性、家庭的规模和妻子怀孕与否来测量这时医疗保险的价值。她指出，雇主提供的医疗保险使职工工作转换率降低了 25%。Buchmueller and Valletta(1996)通过 1984 年美国收入与项目参与调查数据(SIPP)发现医疗保险对女性的工作流动具有尤为明显的阻碍作用(30%—50%)，但该作用对男性并不显著。运用美国青年追踪调查数据(NLSY)，Anderson(1997)发现医疗保险会阻碍已拥有保险的劳动力的流动，但并不会提高无保险职工的工作转换率。基于美国印第安纳州的就业数据，Stroupe *et al.*(2001)发现那些患有慢性疾病的劳动者由于对医疗保险的依赖，其工作转换率较其他人降低了 40%。Bansak and Raphael(2008)通过对 1996—2001 年收入与项目参与调查数据(SIPP)发现，儿童健康保险项目(SCHIP)作为家庭健康保险的替代品可以使男性劳动者的工作转换率降低 5%—6%，而这一现象对配偶无医疗保险的家庭表现得更为突出。然而，另外一些学者却得到了相反的结论，其研究发现"工作枷锁"并不存在。例如，Holtz-Eakin(1993)研究了德国的医疗保险对职工转换率的影响，由于德国的所有雇主被强制提供医疗保险，且其保费按固定比率与员工分担，因此该研究发现医疗保险并不会影响德国的劳工就业转换率。Kapur(1998)、Slade(1997)、Penrod(1995)和 Berger and Scott(2004)等分别使用美国国家医疗支出数据(NMES)、美国青年追踪调查数据以及美国收入与项目参与调查数据也得到了医疗保险并不会降低劳动力流动的结论。此外,Holtz-Eakin *et al.*(1996)还研究了医疗保险对人们选择自主创业的影响。他发现,虽然自主创业会使人们负担更高的医疗保险费,但是人们并不会因此而放弃创业的机会。

3. 医疗保险对劳动力跨地域流动的限制作用

与上述"工作枷锁"假说相似,医疗保险对劳动力跨地域的流动往往也会产生限制作用。依据 Herberla(1938)和 Mitchell(1946)关于人口流动的推力与拉力理论,原住地的就业不足、耕地不足、学校医院等基本生活设施的缺乏、关系的疏远及紧张、自然灾害等构成了原住地的推力,这些因素往往促使当地劳动者向其他地区迁移;同时,迁移目的地更多的就业机会、更高的工资、更好的教育和卫生设施等形成了目的地的拉力,吸引人们向该地迁移;劳动力的流动趋势和规模往往是原住地推力与目的地拉力共同作用的结果。医疗保险作为社会福利保障的一部分,一般具有很强的地域性和不可携带性。因此,当一个地区所拥有的社会医疗保障资源较为充足时,该地区对自由劳动力的吸引就更为显著,就会促使更多劳动力向该地流动。同时,由于医疗保险在报销上对参保人就医地域的种种限制,它往往成为阻碍人口向低保障的落后地区流动的原因之一。

这一理论尤其适用于劳动力流动较为频繁的发展中国家。例如,国内外对我国农民工跨地域迁移趋势的研究显示,医疗保障福利已经成为影响农民工选择就业地点的重要因素。以新农合为代表的农村医疗保险和以城职保及城居保为代表的城镇医疗保险是否会形成制约农村劳动力流动的推力和拉力? 医疗保险福利的不可携带型和各保障平台的分割是否会成为阻碍劳动力流动的"工作枷锁"? 以上文献对我们解决相关问题提供了参考。它提示我们,当前农民工社会保障的缺失将在很大程度上影响农民工的流动行为、流动方式和流动意愿。因此,完善包括医疗保险在内的社会保障体系将是农民工政策改革的重点，而整合城乡医疗保障平台以增强异地就医的灵活性将是医疗改革亟待解决的问题。

2.2.2　纵向劳动力流动

1. 劳动力纵向流动相关理论

与横向流动不同，劳动力的纵向流动指劳动者工作性质的变化。医疗保险对纵向流动的影响在西方社会主要体现为其对兼职或全职工作选择的制约作用。而在中国，这一影响则主要体现于劳动力对正式与非正式就业的选择。归根到底，该影响的根源依然是医疗保险的制度安排。在美国，雇主虽然有权选择是否为其员工购买医疗保险，但是美国国税局（IRS）的无歧视原则要求所有提供医疗保险的公司必须无条件为所有全职工作的员工提供保险，而不能对某些特殊群体区别对待，否则该公司就无法享受税收上的优惠（Currie and Gruber，1997）。然而，无歧视原则对兼职员工、临时合同工和季节性员工并没有做出要求，因此企业并没有税收上的激励去为这些劳动者提供医疗保障。为了节约成本，很多雇主更倾向于雇用兼职员工而减少全职雇员，从而影响了劳动力的纵向流动，使一部分希望从事全职工作的劳动力不得不由于医疗保险的原因而进行兼职工作。对这一领域比较有代表性的研究是 Thurston（1997），他利用1974 年美国夏威夷州的医疗改革作为自然实验，该项改革强制要求某些产业的雇主对其全职工人提供医疗保险而对兼职工人不提供保险（夏威夷是美国唯一这样做的州）。改革后的数据显示，那些受到改革影响的产业随后大量淘汰全职工人而改雇兼职员工，其估算结果是医疗保险覆盖率每上升 10% 就会使兼职人员在该行业的就职比率上升 1%。与此相反，其他一些研究（如 Ehrenberg et al.，1988）发现医疗保险对产业内的兼职与全职工作比例无关。其原因可能是许多兼职工作者（如已婚女性）

可以借助其他渠道获取医疗保险（如通过其丈夫的雇主提供的家庭保险），所以其工作性质与保险需求并无直接关系。

2. 医疗保险对劳动者在正式与非正式部门就业流动的影响

对于中国的劳动力市场来说，医疗保险的广泛普及也可能会影响劳动者在正式与非正式部门的就业流动。对于正规部门来说，"五险一金"所包含的医疗保险往往需要用人单位负担一部分的保险费用，从而提高了企业的运作成本，减少了正规企业对劳动力的需求。同时由于非正规部门的社会保障不完善，这将促使更多的劳动力从非正规部门流向正规部门，造成两个分割的部门之间劳动力供求的矛盾，使正规部门的劳动力市场出现过剩，而非正规部门的劳动力市场呈现短缺。国外对于劳动力纵向流动的研究将为我国正确处理以上矛盾提供借鉴。

2.3　医疗保险对就业与退休倾向的影响

对于劳动者来说，医疗费用往往是未来不确定性的重要因素。"因病致贫、因病返贫"的现象无论在我国或其他国家都是现实存在的。由于医疗保险往往与人们的就业状态相联系，因此医保的覆盖成为就业或退休选择的重要动因（Currie，1997）。由于预期医疗开支会随着年龄的增大而增加，因而对于中老年人来说，医疗保险覆盖显得更为重要。鉴于此，劳动者的退休选择成为在医疗保险对劳动力市场影响的研究中讨论最为广泛的话题之一。

2.3.1　国外研究

在美国，一个接近退休年龄的老雇员往往面临着两难选择：一方面，随着年龄的增长，健康状况每况愈下，更需要休息来颐养天年，这就使退休变得更有吸引力。而另一方面，由于健康状况的下降使他们对医疗服务的需求也大幅上升，这就使雇主提供的医疗保险显得尤为可贵，而退休往往意味着失去这种保险，从而大大提高了退休的成本。于是在昂贵的医疗费用面前，大多数人选择继续工作，延迟退休。当然，当他们到达65岁时，政府免费提供的老年医疗保险（Medicare）将会自动生效，这时私人医疗保险对退休决策的影响才会降低。同时，某些雇主会对其退休员工继续提供商业医疗保险，在这种情况下，人们的退休选择受到医疗保障影响的程度也会相对减弱。

1. 雇主保险显著影响退休选择

国外学者针对这一假说进行了广泛的研究和验证，并且都得出了相似的结论：医疗保险确实会显著影响退休选择，那些退休后依然享受雇主保险的人将比那些退休后失去医疗保险的人选择更早地退休。以Gruber and Madrian(1993)和 Blau and Gilleskie(2001)为代表的研究均证实了此点，他们估计公司提供退休后医疗保险会使员工在65岁以前退休的可能性提高30%—80%，而且会使他们平均提前退休6—24个月。Johnson *et al*.(2003)发现，雇主医疗保险的丧失是影响退休行为的主要因素，参与雇主提供的医疗保险会显著减少51—61岁全职工作者的退休概率，并且当保险的净现值增加1000美金时，男性提早退休的概率会降低0.17%，而女性则会降低0.24%。Rust *et al*.(1997)发现，对于已经享有商业医疗保险或老年医疗保险的人来说，由于他们在退休后仍能继续享受这种医疗保险，因此其提早退休的概率比那些退休后便失去医疗保险覆盖的人要高。Blau and Gilleskie(2003)利用动态的家庭就业模型来研究雇主是否提供退休后医疗保险对雇员退休行为的影响，发现这一因素与男性的退休概率高度相关，但并不能完全解释女性的退休抉择。另外，由于美国雇主一般只会为全职雇员提供医疗保险，因此处在半退休状态的兼职老员工同样无法享受医保的覆盖。Quinn(1997)的研究进而发现,退休后依然被医疗保险覆盖的人更倾向于选择"逐步退休",即离开全职岗位后继续进行兼职工作。

2. 公共医疗保险加速提前退休

另一方面,政府提供的公共医疗保险也会进一步降低人们就业的倾向而选择提前退休。例如,Rust *et al.*(1997)运用动态随机模型研究 Medicare 等医疗和社会保障制度在不完全市场中如何影响人们的退休行为。结论表明,社会保障对劳动参与率具有显著的负影响,而这种影响在人们 62—65 岁时达到顶峰,加剧了其提早退休的倾向。他们进一步发现,即使在 65 岁之后,那些不享有雇主提供的退休后医疗保险的人也不愿意离开工作,这是由于老年医疗保险往往比企业的商业医疗保险自付比例更高的缘故。同时,Boyle and Lahey(2007)使用 1992—2002 年的美国人口现状调查数据(CPS),对退伍老兵医疗保险改革前后的退休行为做了研究。他们发现,改革后被公共医疗保险覆盖的老兵比以前更有可能选择提前退休,同时其转为兼职工作的可能性也变大了。

2.3.2 国内研究

我国对劳动者退休选择的研究并不多,主要原因是我国实行法定退休年龄制度,劳动者一旦到达退休年龄即退出工作岗位并享受养老待遇,而且就能够提前退休的特殊情况也有详细规定。

1. 法定退休年龄制度限制退休选择

在法定退休年龄制度下劳动者对退休年龄的选择余地较小,不能对医疗及养老保险制度做出充分自由的反应。同时,在我国改革开放时期,相当一部分劳动者提前退休是由国有企业改革决定的"被动退休",而不是受到医疗保险等因素的影响。对于我国传统的城镇职工医疗保险,按其原缴费规定,只要员工在累计缴费满一定年限后即可不再缴纳保费而享受退休后的医疗保险待遇。在这种情况下,医疗保障对劳动力退休行为的影响似乎微乎其微。然而,2007 年城居保制度的出台使未达到退休年龄的劳动者也可以参加社会医疗保险,这势必会对退休决策产生影响。

2. 非正式退休现象影响劳动力市场的优化配置

同时,我国目前广泛存在着内退、假病退等非正式退休现象,表明在正规就业部门客观存在着对提前退休的需求,而如何处理好退休后的社会保障问题使中老年劳动力具有更自由的退休选择将直接影响我国劳动力市场在年龄和质量上的优化配置。关于这一命题的研究目前基本处于空白状态,亟待学者们进行探索。

2.4　医疗保险对储蓄和消费行为的影响

医疗保险作为消费者承担疾病风险的工具,对降低因伤病造成的突发性经济损失具有重要作用。因此,医疗保险像其他保险产品一样,降低了人们对未来支出的不确定性,因此在某种意义上与个人的预防性储蓄功能相近,互为补充。所以,医疗保险的参与往往能降低劳动者的储蓄倾向并增加其消费支出。国外学者对这一假说也进行了相关的验证。

2.4.1　生命周期/永久性收入模型

生命周期/永久性收入模型(LC/PIH)一直是研究储蓄行为(消费行为)的主要理论框架。在这一框架下,以 Hubbard *et al.*(1994)为代表的预防性储蓄理论认为个体在未来面临着收入、医疗支出和生命周期等不确定性,从而引发了个体进行预防性储蓄的需求。

2.4.2 挤出效应还是挤入效应

尽管文献中分析医疗保险对预防性储蓄影响的研究较少，但是其结论却略有分歧。一方面，绝大多数的研究结果显示：由于医疗保险会全部或部分补偿个体的医疗费用，从而减少参保者在医疗支出方面的不确定性，因此会减少其预防性储蓄，即对私人储蓄存在挤出效应。例如 Gruber and Yelowitz(1999)发现美国的医疗救助计划(Medicaid)增加了家庭消费支出；Chou *et al.*(2003)运用经验分析的方法对台湾地区 1995 年实行的医疗保险改革进行评价，指出该项改革能平均减少 8.6%—13.7%的储蓄；Alessandra and Rossi(2004)利用英国 1996—2000 年的家庭数据发现由于英国国家卫生服务系统(NHS)的候诊时间较长、质量不高等原因，一些人会选择使用私人医疗服务，而在该人群中没有购买相应私人医疗保险的人其预防性储蓄金额将比拥有该保险的人高，这种储蓄将主要被用于应对由于排队等原因造成的收入损失。Chou *et al.*(2004)采用半参数平滑系数模型检验了台湾地区 1995 年开始实行的全民健康保险(NHI)对不同年龄段人群消费和储蓄的影响，发现年轻人的预防性储蓄行为更加敏感，医疗保险的抗风险特性将显著降低年轻人的储蓄额。然而，另有少数研究却表明，医疗保险与储蓄之间存在正相关关系，即医疗保险对预防性储蓄具有挤入效应。如 Starr-McCluer(1996)基于 1989 年美国家庭微观消费数据(CEX)研究发现医疗保险并没有使家庭预防性储蓄减少；Kong *et al.*(2007)利用韩国家庭调查数据发现，1993—1998 年期间韩国国家健康保险的广泛普及使老龄家庭减少了消费并增加了其应对医疗支出的预防性储蓄。Glied and Remler(2005)则研究了医疗保险对健康储蓄账户(Health Savings Account)的影响，发现未参加医疗保险并没有导致个人对健康储蓄账户投资额的显著增加。

国外文献中对我国医疗保险与个人储蓄和消费关系的研究较少，但结论较为近似，其结果均支持储蓄挤出效应和消费增加效应的假设。例如，Zang et al.（2011）采用倍差法对 2004 年和 2006 年的 CHNS 数据进行分析，发现新农合的实施增加了农村人口的食品消费，使家庭中卡路里摄入量增加了 7.3%。根据食品支出占家庭总开支的比例，他们估计出了新农合使每个农村成年人的储蓄减少了 110 元。Liu（2008）对城居保的研究发现，城居保显著增加城镇居民消费约 10.2%，特别对参保家庭的教育支出显著增加 10.6%。他们还指出城居保对不同收入家庭的消费影响有很大差别，其中城镇中低收入和中等收入家庭的消费增加百分比分别为 14.3% 和 10.9%，而高收入家庭则无明显变化。这些研究表明，基本医疗保障制度的建立不仅仅在医疗卫生领域具有重要意义，它还有利于拉动国内新增消费，并对转变我国以投资拉动的增长模式具有显著的促进作用。

2.5　医疗保险对工资和劳动力需求的影响

医疗保险不但可以左右劳动者的市场行为，同时也会对劳动需求方的行为产生影响。这主要体现在以下几个方面：

2.5.1　医疗保险成本影响雇主的工资支出

由于医疗保险在各国往往由雇主提供，因此它将可能制约雇主对劳动力的需求并影响其对员工的工资报酬。

1. 工资—福利折中问题

在市场竞争中，企业为了吸引优秀的雇员，必须为其提供包括医疗保险在内的福利待遇。在西方国家，这种非工资福利大大增加了企业的生产成本:若企业过于慷慨,它们将被其他更有效率的竞争者挤出市场,但如果企业的福利过低,它们又将失去雇员。因此,企业为了控制人力成本又保持竞争力,经常不得不在福利支出与工资支出之间做出权衡,这就是著名的工资—福利折中问题(Wage-Benefit Tradeoff,Currie and Gruber,1997)。

2. 实证检验

许多国外学者致力于验证这一命题,但多数研究的结论却事与愿违。其最大的困难在于缺乏同时反映个人工资和企业边际福利开销的数据。Leibowit(1983)利用兰德公司(RAND)的社会实验数据估计了工资和边际福利收益的关系(兰德公司的实验取得了个人和公司层面的信息),但是其得出的结论是医疗保险福利支出与工资率呈正向相关关系。Buchmueller and Lettau(1997)在此基础上推进了一步,他们通过对工人工资和补贴的追随调查得到了一个面板数据样本,并通过时间差分法得到了医疗保险花费上升对工资的净影响,其结果依然无法证明工资与医疗保险之间存在权衡关系。Olsen(1992)运用美国人口现状调查数据(CPS)观察了那些在被解雇前享有医疗保险的失业员工,发现他们在后来从事无医保覆盖的工作时所得工资比那些继续从事有保险工作的人低25%,再一次得出工资与医保福利的正相关关系。

当然,也有少数研究找到了支持这一命题的证据。例如,Gruber(1994)利用美国20世纪70年代中后期施行的关于强制企业为怀孕妇女提供医疗保险的改革相关数据进行研究,发现那些更容易受到改革惠及的人群(适孕期的女雇员及家有适孕女性的男雇员)的工资下降了,并且下降幅度大约恰好是新保险的预期花费。因此总体上说,他的研究支持了雇主会将医保花费转嫁到工人工资的结论。Sheiner and Jack(1997)通过对比地区之间的医疗保险支出和工资率来估计医疗福利对工资曲线的影响，他发现在排除其他因素的干扰后，医疗保险花费高的地区其老龄员工的工资普遍低于低花费地区，因此证明了工资—福利折中的结论。Baicker and Chandra（2006）利用医疗事故危机（Medical Malpractice Crisis）带来的医疗事故补偿标准的外生变化来研究医疗保险对工资的影响，发现医疗保险金额增加 10％将导致工人工资下降 2.3％。

2.5.2　医疗保险成本影响雇主对其劳动力的需求结构

当企业无法直接降低工人工资时，医疗保险成本对雇主行为的影响也可能体现为对其劳动力需求结构的改变。

1. 工作时间对工人数量的替代

对于员工人数固定的企业，医疗保险支出可以看作其生产固定成本的一部分，它不会随产量的增加而增加，也不会随单个员工工作时间的上升而上升。为了分担这种固定成本而不增加额外的工资支出，企业往往会通过延长工人的工作时间和控制员工的总体数量这种集约性的生产方法来提高产量，即用工人时间来替代工人数量。

2. 实证检验

Cutler and Madrian（1996）为这种劳动替代提供了支持。他们发现，20 世纪 80 年代医疗保险花费的飞速增长使那些享有雇主提供的医疗保险的员工工作时间增加，而那些不提供医保的公司的员工工作时间却减少了。Ehrenberg（1971）、Ehrenberg and Schumann（1982）和 Beaulieu and Mulkey（1995）通过考察工人加班费和总工资的边际收益，也发现非工资福利补偿的提高将延长工人的加班时间。以上这些文章都从侧面证明了工作时间对工人数量的替代，从而体现出医疗保险降低劳动力需求的效果。

在我国，以医疗保险为代表的社会保障同样提高了企业的用人成本。

以城职保为代表的城镇医疗保险对用人单位提出了较高要求,规定其必须为职工提供相应的医疗保障,并按照职工工资总额的一定比例进行缴费。随着医疗费用的增长和保障程度的提高,这些福利成本是否会为企业带来难以承受的经济负担?是否会导致劳动力需求萎缩或西方国家出现的职工工资下降、工资时间延长等弊端?这些都是在医疗政策改革中所必须面对的问题。

2.6 结　　论

医疗保险对劳动力市场有着广泛的影响,本章就其中的几个重要方面对近年来国外经济学文献的研究成果进行了总结。在医疗保险与劳动保障相结合的条件下,劳动供给方(劳动者)和劳动需求方(雇主)的各种市场行为均会因医疗保险的影响而改变。

2.6.1　医疗保险对劳动供给方的影响

首先,医疗保险对劳动力横向与纵向流动均存在制约作用,劳动力在就业转换、跨地域迁徙,以及不同工作部门间的流动无不受其影响。其次,无论是雇主提供的私人医疗保险还是政府提供的公共医疗保险都对中老年劳动者的退休和就业决策起到了显著的干扰作用。同时,由于医疗保险可以有效降低未来医疗花费的不确定性,它可能减少人们的预防性储蓄并增加人们的消费支出。

2.6.2　医疗保险对劳动需求方的影响

对于劳动力市场的需求方,雇主提供的医疗保险增加了企业的用人和生产成本,因此一些雇主将通过降低工资和延长工人的劳动时间来实现成本的分摊。大量国外学者的研究对以上命题进行了验证,并得出了基本一致的结论。

由于我国正处在医疗保障体制建设的初期,对这些问题加以认识可以避免我们走西方国家的弯路。基于本研究的综述,我们认为与雇主或工作状态绑定在一起的医疗保险制度由于其专属性和不可携带性,是造成"工作枷锁"、退休延迟、"工资—福利折中"及"工作时间—工人数量替代"等问题的根源。因此,在我国正确地预防和解决这些劳动力市场问题的关键是建立和健全以社会保险为主导,具有综合性和可携带性的医疗保障系统,在现有的以城职保、新农合、城居保等为主体的保障制度基础上,通过对各保障平台的整合,减少人们在各平台间参保与转换的限制,取消对不同部门和职业的歧视,以达到使医疗保险真正服务于劳动者并促进劳动力市场健康运转的目的。

第3章 农民工的实际医疗服务可及性：
基于北京市农民工的专项调研①

近年来,农民工的医疗健康状况一直受到国家的高度重视,在医疗保障体系方面成绩显著,已经建立起了包括基本医疗保险、商业医疗保险,以及多种形式的医疗保障制度。但这一系列医疗保障制度是否真的改善了实际医疗服务情况还有待研究。本章基于 2011 年北京市农民工专项调研数据,从医疗服务可及性角度评估了不同医疗保险对农民工的实际保障作用。

3.1 农民工健康问题的现状

3.1.1 农民工健康状况堪忧

二十多年来,中国的"民工潮"规模迅速扩大。根据国家统计局 2012

---

① 本章写作的基本时间立足点为 2013 年。本章的主要内容,周钦、秦雪征、袁燕以"农民工的实际医疗服务可及性——基于北京市农民工的专项调研"为题,发表于《保险研究》2013年第 9 期。

年发布的我国农民工调查监测报告数据显示，农民工总量已达 2.6 亿人。随着农民工数量的增多，与其相关的健康、社会保障等问题逐渐显露。目前，农民工医疗问题已成为中国亟须解决的十大问题之一。[①] 相关研究显示，农民工往往面临工作环境恶劣、工作时间长和生活条件差的问题，在务工过程中容易出现大量职业病和工伤，得传染病和感染性疾病的风险也明显高于本地人群（Pringle and Frost，2003；王伟和蔡建平，2002；李珍珍和陈琳，2010；邓海巨等，2004）。但是由于经济条件、社会保障等因素的制约，他们对医疗资源的利用率并不高，整体健康状况令人担忧（梁维萍等，2010；康来云，2004）。此外，许多地区还出现了农民工由于看不起病等原因而延误治疗的情况，甚至出现需住院但放弃住院的情形（宋静等，2010）。

3.1.2　参保农民工实际医疗保障水平有待研究

随着中国基本医疗保险制度的建立，农民工同时具备了新农合、城居保、城职保以及其他社会保险的参保资格。同时，部分地区推出了专门针对农民工的医疗保险。在国家政策的支持下，农民工的医疗保险覆盖率有了明显提高。然而，由于频繁流动于城镇和农村，农民工缺乏稳定的工作和生活环境，而且目前的基本医疗保险制度要求参保者回参保地报销医疗费用，多重因素影响了农民工的参保选择行为，导致部分农民工选择重复参保来应对流动性的问题，部分农民工甚至认为参保收益低于保费金额而放弃参保。与此同时，参保农民工的实际医疗保障水平是否达到了政策预期，仍值得质疑。因为很有可能由于医疗保险使用不方便等原

---

① 刘纯彬：“痛陈十大问题，为一亿多民工说说话”，新浪财经，http://finance.sina.com.cn/economist/jingjixueren/20050309/10511415506.shtml。

因导致农民工放弃就医。然而鲜有文献对此问题进行考察,本研究将从医疗服务可及性的角度对此进行实证研究。"民工潮"是中国特有的社会现象,由于该群体的特殊性,其已经成为中国当前重点关注的弱势群体。因此,本研究选题既具有学术价值,又具有现实意义;此外,农民工问题的研究对国际上关于流动人口及弱势群体的研究也具有重要的借鉴意义。

本研究利用 2011 年北京市农民工专项调研数据,对新医改背景下的医疗保险制度与农民工实际医疗服务可及性关系进行研究,揭示农民工的实际医疗保障水平。根据已有文献,医疗服务可及性往往通过预防性医疗使用频率、就诊可能性、住院可及性、医疗费用等指标进行衡量(Weissman *et al.*, 1991; Kwack *et al.*, 2004; Wagstaff *et al.*, 2009)。本研究从农民工预防性医疗和常规性医疗两方面考察农民工的医疗服务可及性问题,其中用健康体检与否衡量预防性医疗服务可及性、生病就医选择衡量常规性医疗服务可及性。结果发现,不管参加新农合还是城市的医疗保险,参保农民工的常规性医疗服务可及性都较低。对此,本研究从医疗保险垫付制度和异地报销制度两个方面寻找问题所在。我们首次发现,影响农民工在生病后是否接受常规医疗服务的关键因素不是有无参保,而是拥有的医疗保险是否需要医疗费用垫付和回乡报销,需要垫付或回乡报销的农民工的就医选择与无保险农民工没有明显差别。

3.2 研究方法与数据介绍

3.2.1 研究方法

1. 测量工具的选择

本研究重点考察新农合和城市医疗保险(包括公费医疗、城职保和城

居保）对农民工医疗服务利用可及性的影响，并且量化医疗费用垫付制度
和异地报销制度的制约作用。因此，本研究选用以下测量工具：首先，用
过去一年是否参加过健康体检来衡量预防性医疗服务可及性；其次，采用
农民工在生病后的就医选择（选择医疗机构就医还是买药进行自我医疗）
来衡量常规性医疗服务可及性，如果农民工在生病后倾向于自我医疗而
非医疗机构就医，那么反映出农民工较低的常规性医疗服务可及性；最
后，我们通过医疗费用是否需要垫付、是否需要回乡报销来研究垫付制度
和异地报销制度对农民工就医选择的影响。

2. 基本模型的设定

针对以上评价指标，我们采用 Probit 模型刻画因变量为离散二元变
量的情况，并采用相关研究领域普遍采用的极大似然估计方法。Probit
离散选择模型得到的回归系数本身没有实际的解释意义，本研究表格中
的结果已经过均值边际效应（Marginal Effect at the Mean）转换，可直接
用于分析。为了降低异方差对统计检验结果的影响，我们对回归结果进
行了 White(1980) 异方差处理，所以表格中的标准差都为稳健标准差。
本研究的基本模型设定如下：

$$\Pr(\text{Access\_pre}_i = 1 \mid \text{Ins}, Z, W) = G(\beta_1 \text{Ins}_i + Z_i \delta + W_i \eta) \quad (3\text{-}1)$$

$$\Pr(\text{Access\_routine}_i = 1 \mid \text{Policy}, Z, W) = G(\beta_1 \text{Policy}_i + Z_i \delta + W_i \eta)$$

$$(3\text{-}2)$$

在式（3-1）和式（3-2）中，Ins_i 表示农民工 i 的医疗保险状态，包括城市医
疗保险、农村医疗保险或重复参保二元变量。Policy_i 分别代表医疗保险
垫付制度和异地报销制度，如果医疗费用需要垫付，取值为 1，否则取值
为 0，同样如果医疗费用需要回乡报销，取值为 1，否则为 0。Access_
pre_i、Access_routine_i 分别表示农民工过去一年是否参加过健康体检、生
病后是选择医院就医还是买药进行自我医疗。$G(\cdot)$ 为非线性方程，假

定随机项服从标准正态分布。

　　需要特别介绍的是健康状况控制变量的计算方式,本研究采用由 EuroQol Group 研究开发的欧洲五维度健康量表(European Quality of Life 5-Dimensions,EQ-5D)评分体系评定农民工的健康生活质量。该方法在全世界范围得到了广泛使用,它能够更加方便准确地反映人们不同健康状况的偏好和生命质量。具体包括行动能力、自理能力、日常活动能力、疼痛或不适、心理健康五个维度,每个维度有三个水平,水平 1 代表状况最好的一种状态,水平 2 代表状况一般,水平 3 代表状况最差。最终获得一组[0,1]之间的数字来反映受访者的健康状况,数字越大,表示某一方面越有困难。目前尚未开发针对中国人群偏好的健康量表效用值积分体系,因此本研究采用美国的健康量表效用值积分体系进行测量。具体的效用值积分体系换算公式如下:

$$
\begin{aligned}
\text{Health Value} = 1 - [& 0.146 \times M_2 + 0.588 \times M_3 + 0.175 \times S_2 \\
& + 0.471 \times S_3 + 0.140 \times U_2 + 0.374 \times U_3 \\
& + 0.173 \times P_2 + 0.537 \times P_3 + 0.156 \times A_2 \\
& + 0.450 \times A_3 - 0.140 \times D_1 + 0.011 \times (I_2)^2 \\
& - 0.122 \times (I_3) - 0.015 \times (I_3)^2]
\end{aligned}
\tag{3-3}
$$

　　在式(3-3)中,M_2 和 M_3 为哑变量,其取值为 1 时分别表示受访者的"行动能力"处于水平 2 及水平 3 的状态,否则该哑变量取值为 0;类似地,哑变量 S_2 和 S_3 取值为 1 时分别表示受访者的"自理能力"处于水平 2 及水平 3 的状态;哑变量 U_2 和 U_3 取值为 1 时分别表示受访者的"日常活动能力"处于水平 2 及水平 3 的状态;哑变量 P_2 和 P_3 取值为 1 时分别表示受访者的"疼痛或不适"处于水平 2 及水平 3 的状态;哑变量 A_2 和 A_3 取值为 1 时分别表示受访者的"心理健康"处于水平 2 及水平 3 的状态。

3.2.2　数据及描述性统计

1. 数据来源

本研究数据来自"2011 年在京进城务工人员就业与健康状况调查"。该调查由北京大学经济学院叶静怡教授主持，调查对象为北京市具有农村户口的进京务工人员（即本研究定义的农民工），样本人群覆盖北京市 8 大城区。[①] 该调查共发放问卷 1 488 份，有效问卷 1 486 份。

表 3-1 为主要变量的描述性统计结果。可以看出，样本农民工人群以已婚（63%）、初中学历、有家人在北京（61%）的居多，平均年龄 32 岁左右。患有慢性病的农民工占总样本的 19%，接近全国的平均水平。[②]

表 3-1　主要变量的描述性统计表

变　量	定　义	均值	标准差	n
男性	男性＝1，女性＝0	0.54	0.50	1 072
年龄	受访农民工的年龄（周岁）	32.46	11.03	1 072
受教育程度	小学及以下＝1，初中＝2，高中及以上＝3			1 065
小学及以下		0.20	0.40	1 065
初中		0.49	0.50	1 065
高中及以上		0.31	0.46	1 065
已婚	已婚＝1，未婚、离婚或丧偶＝0	0.63	0.48	1 072
健康效用值	采用欧洲五维度健康量表（EQ-5D）积分体系计算获得	0.93	0.14	1 054
慢性病	慢病患者＝1，无慢病＝0	0.19	0.39	1 062
自感病轻	生病不就医的原因是自感病轻＝1，其他原因＝0	0.56	0.50	1 072
了解保健知识	经常主动了解医疗保健知识＝1，否＝0	0.31	0.46	1 072
有家人在北京	受访农民工的家人也在北京＝1，没有＝0	0.61	0.49	1 028
日工作小时	平均每天工作小时数	10.28	2.56	1 072
月消费额	受访农民工及在京家人月消费金额（元）	1 980	1 566	1 072

[①]　包含朝阳区、东城区、西城区、昌平区、石景山区、崇文区、海淀区和丰台区。

[②]　根据卫生部疾病预防控制部门 2012 年的数据显示，我国目前确诊的慢性病患者已经超过 2.6 亿人。

（续表）

变　量	定　义	均值	标准差	n
健康体检	过去一年参加过健康体检＝1，没有＝0	0.44	0.50	1 040
生病时的就医选择				
自我医疗	买药进行自我医疗＝1，否则＝0	0.63	0.48	1 055
医院就医	选择医疗机构就诊＝1，否则＝0	0.20	0.40	1 055
其他		0.17	0.38	1 055
医疗保险	拥有医疗保险＝1，无任何医疗保险＝0	0.87	0.33	1 057
城市医疗保险	拥有城职保、城居保或公费医疗＝1，其他＝0	0.16	0.37	1 064
新农合	拥有新农合＝1，其他＝0	0.77	0.42	1 054
重复参保	同时拥有城市医疗保险和新农合＝1，其他为0	0.09	0.28	1 061
医疗费用垫付	参保受访者的医疗费用需要垫付＝1，实时结算＝0	0.88	0.33	821
医疗费用回乡报销	参保受访者的医疗费用需要回乡报销＝1，否＝0	0.67	0.47	745

2. 医疗服务利用可及性统计

在医疗服务利用可及性方面，过半的农民工（56％）在过去一年没有参加过健康体检，63％的农民工在生病后倾向于买药进行自我医疗，仅有20％的农民工会选择医疗机构就医。说明农民工的医疗服务利用可及性较低，尤其是对常规性医疗服务的利用，而这样的就医选择很可能延误对疾病的及时治疗，在长期上将严重威胁农民工的健康水平。这一方面可能是由于农民工的工作时间往往较长而挤出了就医时间，表3-1的统计结果显示，农民工平均工作时长在10.28小时左右，因此超时加班的工作状态很可能影响农民工对其他生活需求的满足；另一方面可能反映了医疗保险制度等因素制约了农民工对正规医疗服务的需求，本研究将对此进行验证。

3. 医疗保障水平统计

在医疗保障水平方面，样本农民工参保率仅为87％，参保农民工样本中，拥有新农合的农民工占77％，仅有16％的农民工被城市的医疗保险覆盖，同时9％的农民工同时拥有新农合和城市医疗保险，即本研究定义的重复参保。上述数据反映出，农民工拥有城市医疗保险的比例明显较低，大部分农民工仍然选择了户口所在地的新农合，这将给其使用医疗资源带来极大不便。究其原因，可能是城市的医疗保险参保门槛较高，也可能是农民工的返乡倾向使其选择新农合而非城市医疗保险。找出其中的原因，有助于政府部门制定更加符合农民工需求的医疗政策，此问题还有待进一步研究。

4. 医疗费用垫付和异地报销现状统计

关于医疗费用垫付和异地报销现状，参保农民工中有 88％ 的农民工需要垫付医疗费用，同时有 67％ 的参保农民工需要回乡报销。说明大部分农民工的医疗保险使用并不方便，很可能因此给农民工带来极大的医疗费用垫付压力，和医疗费用报销的不便利，从而影响其对医疗资源的使用。

3.3　实证结果及分析

3.3.1　医疗保险对农民工医疗服务利用可及性的影响

此部分从预防性医疗服务和常规性医疗服务两方面来考察农民工的医疗服务可及性状况。回归结果汇总于表 3-2。其中列 1—3 是以健康体检与否为因变量的回归结果，列 4—9 是以就医选择行为为因变量的回归结果。

1. 影响健康体检可能性的因素分析

从健康体检可能性影响因素的回归结果可以看出，参加不同类型的医疗保险的农民工在健康体检可能性上存在较大差别。拥有城市医疗保险的农民工主动进行健康体检的可能性显著较高，而参合农民工进行健康体检的倾向明显较低。这说明城市医疗保险促进农民工主动进行健康

表 3-2 医疗保险对医疗服务可及性的影响

变量	预防性医疗服务			常规性医疗服务					
	(1) 健康体检	(2) 健康体检	(3) 健康体检	(4) 医院就医	(5) 自我医疗	(6) 医院就医	(7) 自我医疗	(8) 医院就医	(9) 自我医疗
城市医疗保险	0.179***			0.049	−0.140***				
	(0.045)			(0.036)	(0.044)				
新农合		−0.081**				−0.003	0.071*		
		(0.040)				(0.028)	(0.038)		
重复参保			0.100*					0.091*	−0.139**
			(0.058)					(0.050)	(0.057)
男性	−0.033	−0.033	−0.035	−0.018	0.021	−0.014	0.028	−0.016	0.026
	(0.033)	(0.033)	(0.033)	(0.025)	(0.032)	(0.025)	(0.032)	(0.025)	(0.032)
年龄	−0.003	−0.003	−0.003	−0.005***	0.003	−0.005***	0.002	−0.005***	0.003
	(0.002)	(0.002)	(0.002)	(0.002)	(0.002)	(0.002)	(0.002)	(0.002)	(0.002)
受教育程度（小学及以下为控制组）：									
初中	0.033	0.043	0.037	−0.044	0.026	−0.033	−0.008	−0.048	0.023
	(0.047)	(0.047)	(0.047)	(0.034)	(0.045)	(0.034)	(0.045)	(0.034)	(0.045)
高中及以上	0.146***	0.165***	0.159***	−0.045	0.019	−0.031	−0.031	−0.047	0.007
	(0.053)	(0.053)	(0.053)	(0.034)	(0.051)	(0.035)	(0.052)	(0.034)	(0.051)
已婚	0.032	0.033	0.021	0.013	−0.003	0.006	−0.009	0.012	0.000
	(0.048)	(0.047)	(0.047)	(0.035)	(0.048)	(0.036)	(0.048)	(0.035)	(0.048)

（续表）

变量	预防性医疗服务					常规性医疗服务			
	(1) 健康体检	(2) 健康体检	(3) 健康体检	(4) 医院就医	(5) 自我医疗	(6) 医院就医	(7) 自我医疗	(8) 医院就医	(9) 自我医疗
健康效用值(EQ-5D)	0.143	0.136	0.116	0.208**	0.097	0.206**	0.092	0.192**	0.113
	(0.124)	(0.126)	(0.124)	(0.094)	(0.122)	(0.095)	(0.123)	(0.095)	(0.123)
自感病轻				−0.301***	0.243***	−0.303***	0.251***	−0.298***	0.243***
				(0.027)	(0.032)	(0.027)	(0.032)	(0.027)	(0.032)
有家人在北京				0.004	0.049	0.003	0.056	0.005	0.054
				(0.030)	(0.041)	(0.031)	(0.041)	(0.031)	(0.041)
了解保健知识	0.219***	0.217***	0.217***	0.036	0.034	0.038	0.045	0.039	0.037
	(0.035)	(0.035)	(0.035)	(0.027)	(0.035)	(0.027)	(0.034)	(0.027)	(0.035)
日工作小时的对数	−0.154**	−0.196***	−0.182***	−0.080*	0.047	−0.094**	0.072	−0.081*	0.059
	(0.068)	(0.067)	(0.068)	(0.047)	(0.065)	(0.046)	(0.065)	(0.046)	(0.065)
月消费额的对数	−0.017	−0.016	−0.011	0.058***	−0.011	0.058***	−0.015	0.059***	−0.015
	(0.020)	(0.020)	(0.020)	(0.017)	(0.022)	(0.017)	(0.022)	(0.017)	(0.022)
样本量	1015	1005	1012	992	996	984	988	990	994

注:括号中的数据为稳健标准误,*、**、***分别代表5%,10%,15%的水平上显著。

体检以规避未来健康风险的作用较为明显,但是新农合未能在预防性医疗服务上发挥有效作用。这主要源于医疗保险制度的设计差别,基本医疗保险制度往往要求参保人员在医保指定机构进行免费健康体检,或享受一定的健康体检优惠,参加城市医疗保险的农民工因其身在城市而能够更加方便地接受健康体检。因此,城市医疗保险能够真正提高农民工的预防性医疗服务可及性。但是对于参合农民工而言,特地回乡进行健康体检的可能性非常小,因为因健康体检付出的成本很可能大于收益。因此,在提高农民工预防性医疗服务可及性方面,新农合未能发挥良好的作用。

2. 影响就医选择的因素分析

从就医选择影响因素的回归结果看出,拥有新农合的农民工在生病时更倾向于自我医疗,拥有城市医疗保险的农民工在生病后虽然倾向于医疗机构就医,但是作用有限,说明新农合和城市医疗保险都存在缺陷而不能很好地满足农民工的需求。从结果来看,只有同时拥有城市医疗保险和新农合的农民工选择医疗机构就医的可能性才显著较高,进行自我医疗的可能性也才显著较低。然而重复参保不是政府鼓励的行为,在一定程度上会造成资源浪费。

3. 其他影响因素

接下来看其他显著影响农民工医疗服务可及性的因素。在预防性医疗服务利用方面,高中及以上学历的农民工参加健康体检的可能性显著高于小学及以下学历的农民工,这一方面可能是因为学历较高的农民工对健康的认识更充分,更可能主动了解医疗保健知识,而医疗保健知识的了解程度对接受健康体检具有显著的正向作用,因此高学历者的健康体检可能性较高;另一方面可能是因为学历较高的农民工更可能拥有城市医疗保险,而城市医疗保险的预防性医疗服务可及性水平较高,从而促进了他们参加健康体检。在常规性医疗服务利用方面,健康状况较好的农民工在生病时更倾向于选择医疗机构就医。除了因自感病轻而选择自我医疗代替医疗机构就诊外,年纪较大的农民工在生病后选择医疗机构就医的可能性也显著较低,可能是因为年纪较大的农民工的经济约束更严重而更可能放弃正规医疗。此外,工作强度也显著影响着农民工的就医选择,日工作时间越长的农民工选择医疗机构就医的可能性越小,反映了工作时长对农民工接受正规医疗服务的挤出效应。

3.3.2　医疗费用垫付制度、异地报销制度对常规医疗服务可及性的影响

从上文不同医疗保险状态对农民工医疗服务利用可及性影响的研究发现,参合农民工的预防性医疗服务可及性较低,与此同时,新农合和城市医疗保险都未能显著提高农民工在生病后选择医疗机构就医的可能性。说明目前的医疗保险制度促进农民工的医疗服务利用可及性的作用并不明显,尤其是新农合。究竟是什么原因抑制了农民工医疗保险作用的发挥? 此部分我们从医疗费用垫付制度和异地报销制度两个方面对上述问题进行解答。

1. 医疗费用垫付制度对农民工就医选择的影响

表 3-3 第 1—4 列、第 5—6 列分别是垫付制度和异地报销制度对农民工就医选择影响的回归结果。从列 1 与列 2 的垫付变量系数可以看出,在参保农民工样本中,医疗费用需要垫付的农民工比无须垫付的农民工更可能放弃医院就医,取而代之的是自我医疗。列 3 和列 4 的垫付变量系数显示,与无保险的农民工相比,参保但医疗费用需要垫付的农民工的就医行为与其没有明显差别,只有当医疗费用无须垫付时,农民工才更可能选择医疗机构就医,同时自我医疗的可能性也才显著较低。上述结

果表明,医疗费用垫付制度抑制了医疗保险对农民工常规医疗服务的利用,决定农民工在生病后是否选择医疗机构进行积极诊治的关键因素不是有无参保,而是参加的医疗保险是否需要垫付医疗费用。

表 3-3　医疗费用垫付制度、异地报销制度对常规性医疗服务利用的影响

变量	医疗费用垫付制度			异地报销制度		
	(1)	(2)	(3)	(4)	(5)	(6)
	医院就医	自我医疗	医院就医	自我医疗	医院就医	自我医疗
医疗费用垫付制度（以不需要垫付为对照组）:						
垫付	−0.086*	0.202***				
	(0.047)	(0.055)				
医疗费用垫付制度（以无保险为对照组）:						
垫付			−0.006	0.075		
			(0.036)	(0.049)		
不需要垫付	(0.060)	(0.070)	0.078#	−0.131*		
医疗费用异地报销制度（以不需要回乡报销为对照组）:						
回乡报销					−0.055*	0.080**
					(0.032)	(0.040)
样本量	763	767	890	894	691	695

注:# 指 15% 的水平上显著。其他控制变量同表 3-2,为了节约篇幅,省略了对其结果的汇报。

2. 异地报销制度对农民工就医选择的影响

医疗费用需要异地报销的医疗保险必然是需要垫付医疗费用的,如果上述垫付制度下的研究结果稳健,那么异地报销制度必然也会对参保农民工的就医选择产生明显的负向影响。我们用是否需要回乡报销对医疗费用异地报销制度进行测量。根据表 3-3 第 5—6 列回乡报销变量的系数,我们发现,与不需要回乡报销的农民工相比,医疗费用需要回乡报销的参保农民工更有可能在生病后进行自我医疗,而选择到医疗机构就医的可能性显著较低,说明医疗费用垫付制度和异地报销制度双双制约了农民工对医疗服务的利用,从而降低了农民工的实际医疗保障水平。

3.4　研究结论与政策建议

根据上文的实证研究结果，新农合对农民工预防性医疗服务的促进作用不明显，医疗费用垫付制度和异地报销制度使农民工的实际医疗保障水平大打折扣。据此，本研究对之进行讨论并提出相应的政策建议：

3.4.1　设计能促使农民工参保"向城市发展"的医疗保险制度

应当根据农民工的特点，设计能够适应其发展的医疗保险制度，这样可在一定程度上提高其预防性医疗服务可及性。虽然农民工有多重参保资格，但是大部分农民工仍然选择了新农合，而新农合的筹资水平较低，这也导致了参合人员的医疗补偿水平较低。对于农民工而言，我国城市的医疗保险保障水平要高于新农合，且普遍来讲，一年中他们在城市打工的时间比返乡的时间要长，所以鼓励农民工参保"向城市发展"不仅可以提高农民工的医疗费用报销水平，而且可以提高预防性医疗服务可及性，并且在一定程度上缓解"异地结算"带来的问题。此外，政策部门应该给予农民工自由选择是否购买新农合的权利，从而降低重复参保率，避免公共资源浪费。

3.4.2　突破医疗费用垫付制度和异地报销制度缺陷

只有突破了这些制度缺陷才能有效提高农民工的常规性医疗服务可及性。对于经济条件相对较差的农民工而言，几千元甚至几万元不是一笔小的支出，很可能需要东挪西凑才能解燃眉之急，所以医疗保险的垫付制度带给了参保农民工另一种负担。而从本研究的统计数据看出，仅有12%的参保农民工拥有可以实时报销的医疗保险。这也解释了为什么医疗保险对提高农民工医疗服务可及性的作用不明显,尤其是新农合。目前,国内一些地区已经开始实行新农合与医院网络对接进行实时报销,这些地区的参合人员不用再为看病筹钱而发愁,极大地方便了参合人群。如果这种实时报销制度能够得到推广,那么参保农民工只需要支付自己承担的医疗费用,这将大大减轻农民工的经济负担,从而释放其合理的常规医疗服务需求,让农民工真正受惠。

3.4.3　积极发展商业医疗保险以弥补基本医疗保险异地报销的缺陷

随着农民工队伍的庞大,基本医疗保险省、市级统筹带来的弊端越来越突出,异地参保人员的医疗可及性明显下降。在长期中,实现基本医疗保险制度全国统筹是必然趋势。但在短期内,商业医疗保险将是弥补基本医疗保险区域统筹弊端、提高参保人群保障水平的有效途径。商业医疗保险公司不仅可以打破行政区划限制、实现全国范围理赔,而且其在风险管理手段、方法上具有独特的优势,与基本医疗保险协作,基本医疗保险基金能有效提高使用效率,从而实现参保居民、政府部门和商业保险公司三方共赢。

3.4.4　鼓励商业医疗保险推出专门针对农民工的医疗保险险种

现在的农民工群体出现了很大的异质性,农民工群体内部收入、教育水平、职业类别等差别较大,而且有些农民工已经城市化,有些流动于城市和农村之间,还有些存在返乡倾向。然而现行的基本医疗保险制度设计缺乏灵活性和个性化,无法满足不同农民工群体的需求。政府部门应该引导鼓励商业医疗保险公司推出专门针对农民工的医疗保险险种,根据农民工年龄、健康水平、工种等制定不同的缴费标准和理赔标准，与基本医疗保险形成互补，从而满足农民工不同层次的医疗保障需求，提高其实际的医疗保障水平。

3.4.5　探索社会公共服务性质的个人医疗贷款基金

建立个人医疗贷款基金可以在一定程度上解决患者就医资金短缺的问题。就如本研究所发现的，农民工很有可能因为医疗费用垫付压力而放弃常规医疗服务。除农民工之外，很多普通家庭也面临着较重的医疗经济负担，也可能因为医疗费用垫付压力和自付费用负担而放弃诊疗。因此，医疗贷款是一项能切实解决居民就医资金短缺问题的惠民金融服务。已有不少金融机构开始尝试提供此类贷款服务，但是由于资金规模、风险控制等问题，难以在全国范围内推广业务。然而，依托现有医疗保障体系平台，由政府主办提供个人医疗贷款服务必将有效释放中国家庭合理的医疗服务需求和减轻国人"看病贵"问题的重要途径之一。但是需要指出的是建立可持续发展的个人医疗贷款基金仍是项非常复杂的民生工程，需要综合考虑多方面因素，并且需要政府部门、银行、商业医疗保险公司等多部门的通力合作。

第4章　新型医疗保险制度对农民工群体医疗与健康状况的影响①

　　流动于城镇与农村之间的农民工群体一直是我国医疗保障覆盖的薄弱环节,他们的医疗与健康状况受到社会的日益关注。上一章基于北京地区的农民工调研数据考察了不同医疗保险对医疗服务可及性的实际作用,本章利用 2007—2010 年国务院城居保试点评估入户调查数据,进一步考察目前主要医疗保险政策在解决农民工"看病难、看病贵"问题上的实施效果,着重研究对农民工医疗与健康状况的影响。我们采用卫生经济学领域标准的 3A(Accessibility, Affordability & Appropriateness)评估框架,尝试回答以下三方面问题:目前各主要医疗保险项目是否有助于减轻农民工的看病负担? 是否有助于促进农民工对正规卫生服务资源的使用? 是否有助于提高农民工群体的身体健康水平?

---

① 本章写作的基本时间立足点为 2012 年。本章的主要内容,秦雪征、刘国恩、王歆以"医疗保险对我国农民工医疗与健康状况的影响"为题,发表于《经济研究》工作论文,WP221(2012 年 2 月)。

4.1　研究方法与数据

4.1.1　研究方法

1. 评价指标选择

针对农民工所能参与的主要保险制度(新农合、城职保、城居保、商业保险及其他补充保险),我们将采用卫生经济学领域标准的 3A 分析框架对其影响进行系统性的评估,即考察各类保险是否有助于减轻农民工的看病负担,是否有助于促进农民工对正规卫生服务资源的使用,是否有助于提高农民工群体的身体健康水平。针对以上目的,本研究选取文献中通用的测量工具:首先,我们用住院和门诊费用的自付比例来衡量患者就医的实际经济负担,该比例为就诊过程中病人自己偿付的医疗开销占全部医疗花费的比重;其次,我们用一年内的健康体检次数来衡量农民工对预防性医疗服务的使用率,用近两周内患病后是否去正规医院就医来衡量其对常规医疗服务的使用率,这两个指标可以客观评价农民工的主动就医行为以及相关医疗资源对该群体的可及性;最后,我们用农民工的自评健康指数作为衡量健康状况的指标,该指数是受访者对自身总体健康状况的评价,分为很好、好、一般、不好和很不好等五个级别,大量文献证实,该主观测评指数与个人实际健康状况高度相关,是衡量身体健康程度的可靠依据(Hadley and Waidmann,2006)。此外,为考察医疗保险对就医行为的影响机制,我们还引入了衡量患者主观保健意识的变量,即是否经常主动了解健康知识。

2. 模型建立

针对以上评价指标,本研究将采用相应的计量经济学模型对主要医疗保险政策的实施效果进行评估，主要的估计方法包括以下几种：

（1）普通最小二乘（Ordinary Least Squares）。该方法将用于以门诊和住院自付比例为考察对象的回归，其表达式为：

$$y_i = \sum_{j=1}^{m} I_{ij}\theta_j + X_i\beta + Z_i\gamma + u_i$$

其中，y_i 表示农民工 i 在上一次门诊或住院中的自付比例。I_{ij} 代表农民工 i 参加第 j 类医疗保险的情况（设为一组虚拟变量），其值为 1 时表示农民工 i 在被调查年份具有相应的医疗保险，m 为可获得保险的种类数；X_i 是衡量个人特征的向量，包括性别、职业状况、婚姻状况，以及收入水平等；Z_i 为描述农民工所在环境的向量，包括调查年份及所在城市的虚拟变量，用来控制时间与地域因素导致的不可观测的异质性的影响。θ_j 是本研究重点关注的参数向量，它的符号和显著性表示参加各类医疗保险对农民工就医经济负担所带来的边际效果。

（2）二元选择模型（Binary Choice Model）。该模型将用于考察医疗保险对农民工保健意识及患病后的就医倾向的影响，其表达式为：

$$Y_i^* = \sum_{j=1}^{m} I_{ij}\theta_j + X_i\beta + Z_i\gamma + u_i$$

$$\Pr(Y_i = 1|I, X, Z) = \Pr(Y_i^* > 0|I, X, Z) = G(I_i\theta + X_i\beta + Z_i\gamma)$$

其中，Y_i 表示农民工是否经常主动了解健康知识或患病后是否主动去正规医院就诊（调查问卷中直接询问了相关问题）。由于该因变量为二元离散变量，它反映的行为倾向（农民工对健康知识的关注度或生病后的就医倾向）可以用潜在趋势变量 Y_i^* 表示，当 Y_i^* 为正时，我们观测到的 Y_i 取值为 1，否则为 0。$G(\cdot)$ 为非线性方程，代表了随机项 u_i 的概率分布函数。根据不同的分布假定，以上模型常可分为 Probit 和 Logit 模型。本研究采用前者，即假定 u_i 服从标准正态分布。医疗保险对保健意识或就医倾向的边际影响可以用 θ_j 表示，而对概率边际效应的计算，本研究将采用均值边际效应方法(Marginal Effect at the Mean),即以样本均值为控制变量取值,计算保险参与对预期概率的边际影响。

(3) 有序因变量模型(Ordered Response Model)。该模型将用于考察医疗保险对农民工自评健康状况的影响,其回归方程为以下形式:

$$H_i^* = \sum_{j=1}^{m} I_{ij}\theta_j + X_i\beta + Z_i\gamma + u_i$$

$$\Pr(H_i = 1 | I, X, Z) = \Pr(H_i^* \leqslant 1 | I, X, Z) = F(1 - I_i\theta - X_i\beta - Z_i\gamma)$$

$$\Pr(H_i = 2 | I, X, Z) = \Pr(1 < H_i^* \leqslant 2 | I, X, Z)$$

$$= F(2 - I_i\theta - X_i\beta - Z_i\gamma) - F(1 - I_i\theta - X_i\beta - Z_i\gamma)$$

$$\vdots$$

$$\Pr(H_i = 5 | I, X, Z) = \Pr(H_i^* > 5 | I, X, Z)$$

$$= 1 - F(5 - I_i\theta - X_i\beta - Z_i\gamma)$$

其中,H_i 表示农民工 i 的自评健康水平,分为很好(5)、好(4)、一般(3)、不好(2)和很不好(1)等五个级别。由于该因变量为有序排列的离散变量,对其回归时需要采用相应的非线性模型。假定 H_i^* 为该农民工的真实健康水平,是不可观测的潜在连续变量,与解释变量 I、X、Z 之间呈线性关系。则 H_i 的观测值由 H_i^* 在两个相邻阈值之间的取值决定,其相应的概率密度可以用随机扰动项 u_i 的概率分布函数 $F(\cdot)$ 来表达。对 $F(\cdot)$ 的不同假定对应不同的有序因变量模型:若假定其服从标准正态分布,则所对应模型为 Ordered Probit 模型;若假定其为 Logistic 分布,则对应为 Ordered Logit 模型。依照文献惯例,本研究采用前者。基于正态分布假设,我们可以采用极大似然方法对关注参数 θ_j 进行估计,并利用均值边际效应的方法计算农民工参与医疗保险对其预期健康水平的影响。

(4) 零膨胀负二项回归模型(Zero Inflated Negative Binomial Mo-

del)。该模型将用于考察各种保险对农民工体检次数的影响。由于衡量体检次数的因变量为计数变量(Count Variable),文献中的惯例是使用泊松(Poisson)回归或负二项(Negative Binomial)回归对其进行考察。考虑到计数数据偏大离差(Overdispersion)的影响,我们选取负二项分布作为模型的基准分布。同时,大量研究显示农民工群体具有深厚的自我医疗倾向,其对预防性医疗资源(例如体检)的使用频率大大低于其他人群。因此,我们在考察农民工一年内体检次数时,样本中充斥着大量的零值(在本研究样本中的零值比例为 60%),忽略零值的影响而直接使用该类截取数据将使模型忽视医疗服务使用者与非使用者的行为差异,从而造成估计偏误。为此,我们选用零膨胀负二项回归模型,其表达式为:

$$g(h) = \begin{cases} f_1(h=0) + (1 - f_1(h=0)) f_2(h=0), & h = 0 \\ (1 - f_1(h=0)) f_2(h), & h \geqslant 1 \end{cases}$$

$$f_1(h \mid \mu) = \frac{\exp(\mu)}{[1 + \exp(\mu)]^2}$$

$$f_2(h \mid \mu, \alpha) = \frac{\Gamma(\alpha^{-1} + h)}{\Gamma(\alpha^{-1}) \Gamma(h+1)} \left(\frac{\alpha^{-1}}{\alpha^{-1} + \mu} \right)^{\alpha^{-1}} \left(\frac{\mu}{\alpha^{-1} + \mu} \right) h$$

$$\mu = \exp \left(\sum_{j=1}^{m} I_{ij} \theta_j + X_i \beta + Z_i \gamma + u_i \right)$$

其中,h 为观测到的农民工体检次数,$g(\cdot)$ 为其概率质量函数(Probability Mass Function)。假定 μ 为预期体检次数,其对数与解释变量 I、X、Z 之间呈线性关系。$f_1(\cdot)$ 和 $f_2(\cdot)$ 分别为 logistic 分布和负二项分布的概率密度函数。由于负二项分布实为泊松分布与伽马(Gamma)分布的复合分布,因此 α 实为伽马分布的方差。以上模型实际上将体检次数视为农民工两个决策过程复合作用的结果:农民工首先决定是否使用预防性医疗资源,在决定参与体检的前提下,再决定体检次数。因此,观测到的零值体检次数既可能是"不参与"决策的结果,也可能是参与者进行体检次数自然选择的结果,从而更好地刻画了农民工对医疗服务使用的决定机制。基于 $g(\cdot)$ 对以上模型的极大似然估计将使我们能够计算出各种医疗保险对农民工一年内体检次数的边际影响。

(5)工具变量(Instrumental Variable)方法。以上模型均假定农民工参与医疗保险的行为是外生变量,然而,正如前文所述,医疗保险、健康及医疗服务的利用往往同时由多种不可观测的因素共同决定,因此医疗保险的参与变量可能是内生的。为了纠正内生性造成的回归偏误,我们将在以上基本模型的基础上引入工具变量的方法。有效的工具变量应该与农民工的参保行为高度相关,但是不直接影响其就医行为与健康水准,因此可以有效抵消参保行为的内生性带来的影响。

为了保证结构方程的可识别性,我们对模型中涉及的 5 种健康保险项目分别选择了相应的工具变量。例如,由于城职保的参保资格受到工作性质的制约,我们采用受访者是否为正式就业职工作为工具变量。[①]此外,由于城居保的推行时间较短,很多城镇居民对其尚不了解,从而严重影响了其参保率,因此我们选用受访者对城居保的知晓程度作为工具变量(问卷中直接询问了这一信息)。最后,为了控制新农合、商业保险和其他保险的内生性,我们参照以往文献的做法(Bhattacharya *et al.*,2003;Card,1993;Currie and Cole,1993;Goldman *et al.*,2001;Pan and Qin,2013),分别选取农民工所在城镇社区当年的医疗保险参保率(即新农合、商业保险和其他保险的参保人数除以所在社区当年的样本总数)作为工具变量;这些变量反映了各种保险制度在相应社区的普及程度,而由于信息共享及社会网络等因素的作用,社区参保率往往与农民工

---

① 我国政策规定凡是在正规岗位就业的城镇职工都应参加城职保,而很多地区(如北京、福建)利用“扩面”模式将部分非正规就业职工也纳入城职保,因此受访者的就业与参保状态高度相关,但并非完全等同。

的个体参保行为高度相关。另一方面,以上工具变量与模型中的随机扰动项不具有直接关系,因此它们满足工具变量的基本性质。例如,劳动者的就业状态一般被视为外生变量而不直接影响个人的就医行为与健康(刘宏等,2010;解垩,2009);对城居保的知晓程度与社区参保率往往与当地政策的宣传力度及个人信息传播渠道等因素有关,而不直接影响个人的健康水平。将工具变量引入基准模型后,回归所对应的模型将分别标注为 IV-OLS、IV-Probit、IV-Ordered Probit 和 IV-ZINB 模型。

依照文献惯例,我们在附表 4-1 中提供了各工具变量模型的一阶段回归结果,并对工具变量的强度(Powerfulness)和有效性(Validity)进行了统计检验(前者以工具变量与内生自变量之间的相关性衡量,后者以工具变量与回归残差的相关性衡量)。首先,在一阶段回归中针对工具变量联合显著性的 F 检验值均在 79.73—2 275.56 之间,远远大于文献推荐的 $F=10$ 的标准(Stock *et al*., 2002),显示了工具变量与内生自变量之间较强的相关性。其次,参照 Wooldridge(2002)提供的方法,我们对工具变量的外生有效性进行了间接检验[①](用第二阶段回归残差项对工具变量进行回归),结果显示各工具变量在 10% 显著水平下均不显著(p 值分别在 0.13—0.69 之间),这反映了工具变量与回归残差之间较弱的相关性,从而增强了我们对工具变量有效性的信心。

另外,我们还对不使用工具变量时的基准模型进行回归,用于与工具变量模型进行对比,从而考察忽略内生性所导致的影响。由于身体健康状况不好的农民工更倾向于参加此类医疗保险。这一现象在保险领域又被称为逆向选择问题,忽略此内生性(即健康与参保之间的反向因果关

---

① 由于我们的模型属于"恰好识别"(即工具变量的个数等于内生自变量个数),因此无法使用 Sargan-Bassman 检验来直接验证工具变量的外生有效性,所以我们采用了 Wooldridge(2002)提供的间接方法进行检验。

系)将导致回归偏误和对保险政策效果的错误估计,因此使用工具变量对其进行调整是必要的(见附表 4-2)。

最后,当使用多个工具变量对同一方程进行回归时,如果工具变量之间高度相关将会影响估计结果的一致性。为此,我们在附表 4-3 中列出了各个工具变量之间的相关系数矩阵。结果显示,工具变量之间的相关系数在 0.004—0.204 之间,因此各个工具变量之间并不存在高度的统计相关性。

4.1.2　数据及样本

1. 数据来源及样本选择

本研究使用的数据来自《国务院城镇居民基本医疗保险试点评估入户调查》,该调查受国务院城镇居民基本医疗保险部际联席会议的委托,由人力资源和社会保障部及中国医疗保险研究会负责,承办单位是北京大学光华管理学院。该调查的目的是了解城居保在试点推广后的参保情况,评估城居保对满足城镇居民基本医疗需求及提高其健康水平的作用,并发现试点中存在的问题。调查的取样方法为多层次聚类取样法,首先在 79 个城居保试点城市中结合全国行政区划选取 9 个有代表性的样本城市,然后在各样本城市中分别选取有代表性的社区和居民作为入户调查样本。调查所涉及的 9 个城市分别为内蒙古自治区包头市、吉林省吉林市、浙江省绍兴市、福建省厦门市、山东省淄博市、湖南省常德市、四川省成都市、青海省西宁市和新疆维吾尔自治区乌鲁木齐市。该调查始于 2007 年,至今共进行了四期,样本总量约为 12.7 万个。调查采用部分追踪的方式,每年根据住户迁徙、无人在家、拒答等失访情况,在 9 个城市进行适当的补充抽样。调查问卷包含了城镇居民的基本信息、经济及就业情况、综合健康状况、医疗保险的参与情况、医疗服务的使用及医疗消费的支出情况等。

本研究使用以上入户调查数据 2007—2010 年的样本，以充分考察从 2007 年城居保开始实施以后各类医疗保险在全国城镇农民工范围内的推广情况。由于农民工属于流动人口，对其跟踪访谈的难度较大，因此各年中的追踪数据样本损失很大，不足以进行平衡面板数据的研究，同时考虑到每年新增样本所带来的信息含量，我们选择使用 2007—2010 年的合并横截面数据进行研究。根据我们所关注的农民工群体的特点，我们将研究样本限制在满足以下条件的人群：(1) 户口不在本市且为农村户口；(2) 年龄在劳动年龄范围以内（男性 16—60 周岁；女性 16—55 周岁）；(3) 在城镇中有工作和收入，即删除离退休人员、学生以及非从业人员。最后，我们得到的农民工样本共为 3 971 个。①

2. 样本描述性统计

表 4-1 集中报告了样本的描述统计特征及主要变量的定义。从性别分布来看，样本中男女比例基本相等，男性略高（约占总样本的 56%），反映了男性农村劳动力更高的外出务工倾向。在城镇农民工中，平均样本年龄为 36.8 岁，平均受教育年限约为 10 年（略高于 9 年义务教育水平），并均有逐年上升的趋势；已婚者及汉族占绝大多数（分别占总样本的 85% 和 94%），但在 2010 年中少数民族人口有显著增加。从就业情况来看，在正规部门工作的农民工只有 24.8%；虽然这一数字有逐年上升的趋势，但是它依然反映了目前农民工多在非正规部门就业的现状和城居保对于该群体享受医疗保障的潜在作用。样本的平均家庭收入水平约为每月 3 494 元，显著低于我国城镇家庭总体收入，体现了农民工在经济上

---

① 根据上述标准得到的原始样本为 4 310 个，由于收入及体检次数等重要变量信息缺失删除样本 307 个，另外删除享有公费医疗的样本 32 个（多为城郊政府雇员，不具有农民工代表性），最后剩余样本为 3 971 个。

的弱势地位；同时，数据显示他们的总体收入在 2007—2010 年一直维持在较低水平，上升趋势并不明显，这与同一时期城镇人均收入的快速上涨形成了反差。

表 4-1　主要变量的定义及样本描述统计

变量名	变量定义	全体	2007 年	2008 年	2009 年	2010 年
health	健康状况（1＝很差,5＝很好）	3.995	3.892	4.015	3.985	4.101
		(0.799)	(0.839)	(0.826)	(0.790)	(0.721)
exam	上一年体检次数	0.442	0.439	0.488	0.464	0.386
		(0.608)	(0.637)	(0.657)	(0.590)	(0.544)
meduse	两周内患病后是否去医院就诊	0.408	0.342	0.296	0.542	0.532
		(0.492)	(0.476)	(0.461)	(0.502)	(0.504)
outoop	上次就诊门诊费用自付比例	0.151	0.189	—	0.094	0.201
		(0.242)	(0.265)	—	(0.132)	(0.348)
inoop	上次住院费用自付比例	0.4359	0.408	0.486	0.499	0.365
		(0.277)	(0.280)	(0.314)	(0.256)	(0.264)
knowledge	经常主动了解健康知识	0.533	0.417	0.538	0.570	0.622
		(0.499)	(0.493)	(0.499)	(0.495)	(0.485)
nrcms	参加新型农村合作医疗保险	0.325	0.433	0.316	0.305	0.235
		(0.469)	(0.496)	(0.465)	(0.461)	(0.424)
uebmi	参加城镇职工基本医疗保险	0.266	0.193	0.245	0.287	0.345
		(0.442)	(0.395)	(0.431)	(0.453)	(0.476)
urbmi	参加城镇居民基本医疗保险	0.167	0.009	0.178	0.234	0.272
		(0.373)	(0.094)	(0.382)	(0.423)	(0.445)
comins	参加商业医疗保险	0.063	0.070	0.062	0.064	0.055
		(0.243)	(0.256)	(0.242)	(0.245)	(0.229)
othermi	参加其他医疗保险	0.053	0.041	0.057	0.049	0.068
		(0.225)	(0.198)	(0.231)	(0.217)	(0.252)
gender	男性	0.559	0.564	0.554	0.557	0.559
		(0.497)	(0.496)	(0.497)	(0.497)	(0.497)
age	年龄	36.821	35.755	36.929	37.083	37.654
		(9.516)	(9.887)	(9.291)	(9.434)	(9.275)

（续表）

变量名	变量定义	全体	2007 年	2008 年	2009 年	2010 年
eduyr	受教育年限	9.891	9.261	10.238	10.103	10.090
		(3.230)	(3.398)	(3.005)	(3.273)	(3.094)
married	已婚	0.851	0.822	0.865	0.861	0.863
		(0.356)	(0.383)	(0.342)	(0.346)	(0.344)
race	少数民族	0.063	0.056	0.062	0.057	0.076
		(0.242)	(0.230)	(0.242)	(0.232)	(0.265)
income	家庭月均收入（千元）	3.494	3.170	3.095	3.419	4.259
		(4.663)	(6.740)	(3.059)	(2.647)	(4.372)
ivurbmi	对城居保知晓	0.672	0.459	0.692	0.753	0.815
		(0.469)	(0.499)	(0.462)	(0.431)	(0.389)
ivuebmi	在正规部门就业	0.248	0.214	0.239	0.252	0.289
		(0.432)	(0.410)	(0.427)	(0.434)	(0.454)
ivnrcms	农民工所在城镇社区新农合参保率	0.325	0.434	0.315	0.302	0.235
		(0.412)	(0.418)	(0.416)	(0.399)	(0.389)
ivcomins	农民工所在城镇社区商业保险参保率	0.064	0.070	0.062	0.065	0.057
		(0.197)	(0.202)	(0.204)	(0.198)	(0.185)
ivothermi	农民工所在城镇社区其他保险参保率	0.053	0.041	0.056	0.048	0.067
		(0.195)	(0.165)	(0.183)	(0.191)	(0.233)
observation	样本量	3 971	1 123	884	933	1 031

注:(1) 表中所示统计值为各变量的样本均值及标准差(括号中);(2) 两周内患病后的就诊比率是基于过去两周内患病的样本计算得出的;(3) 关于门诊与住院费用自付比例的统计值是基于具有门诊/住院报销补偿的样本计算得出的(2008 年样本未包含有门诊报销的农民工)。

从医疗保险的参保情况来看,正如前文所述,流动于城镇与农村的农民工可能同时具有一种或几种保险的参保资格,然而其工作性质和经济状况使其参保意愿低下。在我们的样本中,受访农民工对各类医疗保险均有所涉及,然而总体的参保情况并不理想:新农合的参保率最高,平均为 32.5%;而城职保与城居保的参保率分别只有 26.6% 和 16.7%。这些数字远远低于同一时期其他城镇和农村人口的参保率,体现出农民工在医疗保障体系中的弱势地位。① 此外,我们发现样本中有 2.9% 的个体存在重复参保现象,即同时被两种保险所覆盖。其中,同时参加新农合和城居保的比例最高,为 1.5%,同时参加新农合和城职保的为 1.2%,同时参加城职保和商业保险的为 0.2%。就具体险种来看,值得注意的是,通过对 2007—2010 年参保率的比较,我们发现城职保及城居保的参保比例逐年增加,而新农合的参保率却呈现逐渐下降的态势。其原因一方面是城镇保险在农民工群体内的迅速普及和各地相继推出的针对灵活就业人员的医保政策,另一方面是我国城市化进程的加速以及大量人口由农村转入城镇加快了农民工市民化的过程。由于城居保的推行时间较短,其参保率受到居民知晓程度的影响;从样本来看,农民工群体对这一保险的平均知晓率约为 67%,并呈逐年上升趋势,这在一定程度上推动了城居保在该群体中的普及。商业保险在农民工中也并不普及,平均参保率约为 6.3%,并呈逐年下降的趋势,这与其较高的缴费水平和具有限制性的参保及续保条件有关。而由于各城市缺乏针对农民工群体的保险产品,其他医疗保险品种对样本农民工的覆盖率则更低,平均仅为 5.3%。②

在健康状况与寻医行为方面,我们的统计数据显示,样本农民工的整体健康状况与其他人群的自我健康测评水平相当,大部分农民工认为自己的健康水平"一般"或"较好",并且各年的汇报结果并无显著变化。这一点要好于以往文献中的估计,反映了近年来农民工整体健康水准的提

---

① 由于农民工的参保率取决于具有参保资格的农民工比例和有资格者中实际参保农民工的比例,我们根据样本城市在 2007—2010 年的医保政策分别对这两组数字进行了估计:样本农民工中有资格参加城职保、城居保和新农合的比例分别为 19.75%、67.62% 和 100%(农民工在其农村户籍所在地均有新农合参保资格)。对应地,在有参保资格的农民工样本中,实际参加城职保、城居保和新农合的比例分别为 84.6%、39.3% 和 32.5%,分别低于非农民工群体在各类保险中的实际参保率。

② 在我们的样本城市中,多数地区所推行的农民工医疗保险项目属于"扩面模式",因此参保农民工被相应归入了城职保、城居保或新农合的范畴。

升。然而,农民工对常规和预防性医疗服务的利用情况依然令人担忧:首先,不到一半的农民工样本在上一年进行过健康体检,并且平均体检次数还有逐年下降的趋势;对于两周内有患病经历的农民工,仅有 40.8% 的人选择前往正规医疗机构就诊(即 59.2% 的患者在生病后选择自我医疗),这一数字在 2008—2010 年有所上升,但依然无法掩饰农民工群体较低的医疗服务使用率。造成该现象的一个重要原因是高额的医疗花费:数据显示,多数农民工样本在门诊就诊时并不享受报销待遇(很多地区的新农合与城居保尚未建立门诊统筹基金),在有报销的样本中,其最近一次就诊时的门诊自付比例平均为 15.1%,且存在上升的趋势;而在住院方面,虽然所有参保样本的住院费用均可报销,但平均保障额度较低,平均住院的自付比例高达 43.6%,这给农民工的看病及住院带来了巨大的经济压力,反映了其"怕生病、怕住院"的现状。

4.2 实证结果及分析

本研究的主要回归结果如表 4-2 所示。依照前文所述的分析框架,模型(1)—(5)分别以农民工自评健康、体检次数、患病后是否去正规医疗机构就诊,以及门诊和住院的自付费用比例为因变量,考察各个医保险种的参保对其形成的影响。模型(6)以是否主动了解保健知识为因变量,考察各因素对农民工主观健康意识的影响。在控制变量中,除表 4-1 所列的关键变量以外,我们还在回归中加入了代表受访年份及样本所在城市的虚拟变量,从而排除时间及地域环境中不可观测的异质性(例如经济和制度因素)对回归结果造成的影响。考虑到城市虚拟变量数量较多,且不是本研究所要关注的重点,因此表 4-2 未予详细报告,但其在各方程中的估计系数都十分显著,说明地区差异确实存在。同时,表 4-2 中所显示的回归系数为使用工具变量后的第二阶段回归结果(即已经排除了参保变量的内生性)。由于模型(1)、模型(2)、模型(3)、模型(6)为非线性回归,其各解释变量的边际效应并不能由回归系数体现,因此表 4-3、表 4-4 分别给出了农民工群体和非农民工群体在样本均值水平计算得出的各医疗保险参保变量的边际影响。

4.2.1　农民工就医行为的影响因素

通过表 4-2 的结果可以看出,在个人基本特征变量中,年龄与医疗服务的利用率及保健意识等变量都具有显著的负相关性,这是因为年龄大的农民工由于知识和教育方面的欠缺,其在保健意识方面不如年轻人,因此主动进行体检的倾向也更小。在各个考察指标中,男性的健康状况和保健意识显著低于女性,反映了农民工在健康意识上的性别差异。婚姻状况对各关注指标的影响并不显著,但对体检次数和健康意识有明显的促进作用,反映了婚后农民工对自身健康的更多关注。在反映社会经济地位的指标中,收入的提高对健康状况的改善具有显著的正向影响,这与以往文献中关于收入—健康梯度(Income-Health Gradient)的发现一致。而教育年限的增长则能够显著提高农民工的保健意识和对预防性医疗的使用,这是因为受教育程度高的人群有着更多的人力资本积累,从而更倾向于通过主动体检等方式规避未来的疾病风险。一方面,从环境控制变量来看,与基准年 2007 年相比,农民工的健康水准略有改善,但整体保健意识和体检次数在 2008—2010 年中却有明显的下降趋势;另一方面,这一群体在患病后的自我医疗倾向并无明显好转,并且其门诊就诊的实际经济负担还在显著攀升。这些趋势均反映出近年来的医疗保障和公共卫生政策尚未对这一弱势群体的寻医行为形成显著影响,而随着城市经济的快速发展和农民工群体的不断扩大,他们的就医条件在逐渐恶化,其医疗状况实为堪忧。

表 4-2 　主要回归结果

	(1) health	(2) exam	(3) meduse	(4) outoop	(5) inoop	(6) knowledge
nrcms	0.302**	0.218***	−0.045	−0.118	0.002	1.785***
	(0.141)	(0.091)	(0.473)	(0.179)	(0.016)	(0.167)
uebmi	0.268	0.639***	−0.781	−0.768**	−0.013	2.236***
	(0.180)	(0.158)	(0.645)	(0.352)	(0.019)	(0.218)
urbmi	0.525	0.241**	−2.518	−0.699	−0.018	5.614***
	(0.460)	(0.114)	(1.920)	(1.105)	(0.051)	(0.552)
comins	0.055	0.241***	0.400	0.029	0.002	0.833***
	(0.095)	(0.097)	(0.410)	(0.182)	(0.011)	(0.120)
othermi	0.154	0.208***	−0.234	−0.042	−0.001	0.726*
	(0.103)	(0.087)	(0.417)	(0.170)	(0.006)	(0.434)
age	0.032	0.009*	0.042	−0.087	−0.007*	−0.194***
	(0.036)	(0.004)	(0.157)	(0.055)	(0.004)	(0.043)
gender	−0.016***	0.057***	−0.007	−0.001	−0.000	−0.012***
	(0.003)	(0.014)	(0.012)	(0.004)	(0.000)	(0.003)
eduyr	0.010	0.068	0.029	0.020*	0.001	0.070***
	(0.007)	(0.110)	(0.029)	(0.011)	(0.001)	(0.009)
married	0.049	0.171**	−0.066	−0.010	0.003	0.255***
	(0.056)	(0.077)	(0.256)	(0.094)	(0.006)	(0.067)
race	−0.007	0.015***	−0.620*	0.083	0.009	0.186**
	(0.073)	(0.006)	(0.357)	(0.113)	(0.010)	(0.092)
income	0.012**	−0.031	0.014	0.019	−0.000	−0.005
	(0.005)	(0.107)	(0.034)	(0.016)	(0.000)	(0.004)
year08	0.083	−0.094	0.003	0.523***	0.004	−0.705***
	(0.088)	(0.115)	(0.266)	(0.094)	(0.008)	(0.105)
year09	0.039	−0.335***	1.155***	0.691**	0.003	−0.844***
	(0.104)	(0.122)	(0.397)	(0.327)	(0.012)	(0.126)
year10	0.199*	−0.009*	1.024***	0.714***	0.001	−1.785***
	(0.117)	(0.004)	(0.319)	(0.251)	(0.012)	(0.167)
城市固定效应	Yes	Yes	Yes	Yes	Yes	Yes
样本量	3 971	3 971	277	277	3 971	3 971

　　注:(1)表格中*号表示结果的显著性,***、**和*分别表示在1%、5%和10%水平显著;(2)括号中的数据为稳健标准误;(3)表格中所示模型均为使用工具变量后得到的二阶段回归结果,即控制了各医疗保险参保行为的内生性;(4)模型3与模型4的结果均是基于两周内患病的农民工样本(问卷仅对这一人群询问门诊使用及门诊费用信息),因此样本量小于其他模型。

4.2.2　医疗保险对农民工产生的实际效果

接下来,我们将关注重点转向医疗保险。根据卫生经济学中的 3A 评估框架,本研究的主旨是考察各类保险在减轻农民工看病负担、促进其使用正规医疗资源以及改善其身体健康方面的实际效果。

1. 对住院及门诊费用自付比例的影响

模型(4)与模型(5)的回归结果显示,在控制了参保行为的内生性后,城职保显著降低了参保人的门诊自付费用比例:与未参保农民工相比,参与城职保使平均门诊费用自付比例下降 76.8%。这反映了城职保制度对医疗费用的保障较为完善,从而有助于减轻农民工看病的经济负担。与此相反,城居保、新农合等其他险种对住院及门诊费用的自付比例虽然也能起到降低作用,但其影响在统计意义上并不显著,说明它们在解决"看病贵"的问题上并没有产生突出的效果。究其原因,首先,很多城乡地区的社会医疗保险还没有建立起有效的门诊统筹制度,因此对门诊经济负担的保障力度较弱;其次,新农合对异地就诊设置了复杂的手续,阻碍了农民工在城镇看病后所享受的报销待遇;最后,农民工群体在城居保等项目的参保率过低,也是造成其回归结果不显著的原因之一。

2. 对农民工医疗服务可及性的影响

我们进一步可以通过模型(2)和模型(3)的结果考察医疗保险对农民工医疗服务可及性的影响。首先,模型(3)显示,各类保险对样本农民工在生病后的主动就医行为并没有起到预期的显著促进作用。这一方面是因为现阶段医疗保障对门诊就诊的报销力度不够,另一方面是因为农民工群体较为深厚的自我医疗倾向(梁维萍等,2010)。因此,在进一步的医疗保障体制改革中,如何促进农民工对现有医疗资源的利用将成为一个亟待解决的问题。与此相反,模型(2)的结果则显示,各种医保险种都显著促进了农民工对预防性医疗的使用,其中以城职保的效果最为突出:相较于未参保人群,享有城职保将使农民工在一年中的健康体检次数平均增加 0.273 次(见表 4-3);而新农合、城居保、商业保险和其他医疗保险也都明显增加了参保人的体检倾向。令人好奇的是,除某些商业保险明确规定参保人享有定期体检的福利以外,现阶段其他各种社会医疗保险并没有明确对常规体检费用的报销机制,那么其促进作用是如何产生的呢?基于大量国际文献的研究结论(如 Cheng and Chiang,1997;Dave and Kaestner,2009),本研究认为这一作用的主要渠道是医疗保险增加了人们的保健意识,从而间接促进了其对预防性医疗资源的利用。[①] 这一点从表 4-2 的最后一列可以看出:模型(6)显示,参与各类医疗保险均能够显著提高人们的健康意识。其中,新农合、城职保与城居保使参保者主动了解健康知识的概率分别增加 60.9%、65.2% 和 80.6%,而商业医保和其他医保也使此概率分别增加 33.1% 和 25.2%(见表 4-3)。保健意识的增强将有利于农民工更多地关注自身健康,培养良好的定期体检习惯,从而对预防性医疗服务的使用产生间接的促进作用。

3. 对农民工整体健康水平的影响

我们进一步可以通过模型(2)和模型(3)的结果考察医疗保险对农民工医疗服务可及性的影响。首先,模型(3)显示,各类保险对样本农民工在生病后的主动就医行为并没有起到预期的显著促进作用。这一方面是

---

① 文献研究表明,医疗保险对参保人健康意识的促进作用分为直接和间接机制:直接机制指医疗保险管理者定期向参保人发放卫生保健信息,从而促使参保人加强保健和提早进行疾病筛查,以达到降低大额医疗支出、优化风险管理的目的;间接机制指医疗保险提高了医疗服务的可及性,通过医生对患者的健康知识传播促使参保人更加了解自身的健康问题或疾患潜在危险因素。

因为现阶段医疗保障对门诊就诊的报销力度不够,另一方面是因为农民工群体较为深厚的自我医疗倾向(梁维萍等,2010)。因此,在进一步的医疗保障体制改革中,如何促进农民工对现有医疗资源的利用将成为一个亟待解决的问题。与此相反,模型(2)的结果则显示,各种医保险种都显著促进了农民工对预防性医疗的使用,其中以城职保的效果最为突出:相较于未参保人群,享有城职保将使农民工在一年中的健康体检次数平均增加 0.273 次(见表 4-3);而新农合、城居保、商业保险和其他医疗保险也都明显增加了参保人的体检倾向。令人好奇的是,除某些商业保险明确规定参保人享有定期体检的福利以外,现阶段其他各种社会医疗保险并没有明确对常规体检费用的报销机制,那么其促进作用是如何产生的呢?基于大量国际文献的研究结论(如 Cheng and Chiang,1997;Dave and Kaestner,2009),本研究认为这一作用的主要渠道是医疗保险增加了人们的保健意识,从而间接促进了其对预防性医疗资源的利用。[①] 这一点从表 4-2 的最后一列可以看出:模型(6)显示,参与各类医疗保险均能够显著提高人们的健康意识。其中,新农合、城职保与城居保使参保者主动了解健康知识的概率分别增加 60.9%、65.2% 和 80.6%,而商业医保和其他医保也使此概率分别增加 33.1% 和 25.2%(见表 4-3)。保健意识的增强将有利于农民工更多地关注自身健康,培养良好的定期体检习惯,从而对预防性医疗服务的使用产生间接的促进作用。

　　[①]　文献研究表明,医疗保险对参保人健康意识的促进作用分为直接和间接机制:直接机制指医疗保险管理者定期向参保人发放卫生保健信息,从而促使参保人加强保健和提早进行疾病筛查,以达到降低大额医疗支出、优化风险管理的目的;间接机制指医疗保险提高了医疗服务的可及性,通过医生对患者的健康知识传播促使参保人更加了解自身的健康问题或疾患潜在危险因素。

表 4-3 主要变量的边际效应（农民工样本）

	(1) health					(2) exam	(3) meduse	(4) outoop	(5) inoop	(6) knowledge
	health_1	health_2	health_3	health_4	health_5					
nrcms	−0.003*	−0.015**	−0.076**	−0.004	0.098***	0.093***	−0.014	−0.118	0.002	0.609***
uebmi	−0.002	−0.013	−0.067	−0.004	0.087	0.273*	−0.245	−0.768**	−0.013	0.652***
urbmi	−0.005	−0.026	−0.132	−0.007	0.170	0.103**	−0.790	−0.699	−0.018	0.806***
comins	−0.001	−0.003	−0.014	−0.001	0.018	0.103***	0.125	0.029	0.002	0.331***
othermi	−0.001	−0.008	−0.039	−0.002	0.050	0.089*	−0.074	−0.042	−0.001	0.252*

注：(1)表格中，***、**和*分别表示相应回归系数在1%、5%和10%水平显著；(2)表中所示边际效应为基于均值边际效应法的计算结果，在计算各保险的边际影响时，其他控制变量取值为样本均值。

表 4-4 主要变量的边际效应（非农民工样本）

	(1) health					(2) exam	(3) meduse	(4) outoop	(5) inoop	(6) knowledge
	health_1	health_2	health_3	health_4	health_5					
nrcms	−0.004***	−0.021***	−0.090***	0.014***	0.100***	1.006***	0.180	0.012	−0.002	0.223***
uebmi	−0.006***	−0.033***	−0.143***	0.022***	0.159***	1.707***	0.096	−0.382***	−0.003	0.445***
urbmi	−0.010***	−0.051***	−0.225***	0.035***	0.251***	1.189***	0.136	−0.088	−0.003	1.005***
comins	−0.001**	−0.007***	−0.031***	0.005***	0.035**	0.601***	−0.059	−0.002	0.003	0.146***
othermi	−0.000	−0.001	−0.002	0.000	0.002	−0.091***	0.023	−0.028	0.001	0.010

注：同表4-3。

4.2.3　主要变量对非农民工样本的边际效应

为了比较医疗保险在不同人群中的影响,我们提取原始数据中2007—2010 年的非农民工样本(即城镇居民样本),利用同样的工具变量模型来考察医疗保险在这一人群中的影响,并将其回归结果与以上结果进行对比,相应的边际效应如表 4-4 所示。首先,在对医疗负担的影响方面(模型(4)和模型(5)),各种医疗保险在农民工与非农民工样本中的影响基本保持一致,但边际效应的大小存在细微差异。其次,在常规医疗资源的可及性方面(模型(3)),我们发现各个主要医疗保险平台对非农民工生病后的主动就医行为起到了一定的促进作用(虽然在统计意义上并不显著),这与之前在农民工样本中的效果形成了明显差异。再次,在预防性医疗的使用(模型(2))和保健意识(模型(6))方面,表 4-4 的结果显示城镇居民相对于农民工群体更显著地受到了医疗保险的影响而增加其体检频率及主动了解健康知识概率,尤其是城职保、城居保、新农合及商业保险等主要医疗保险变量在模型(2)中的显著性及边际效应均有明显的提高。① 最后,在健康水准的提升方面(模型(1)),城镇居民样本与农民工样本的回归结果体现了最为显著的差异:在控制其他个人及环境层面的特征变量后,我们发现各主要医疗保险平台均对参保的城镇居民群体发挥了显著作用,明显提高了其整体的自身健康状况。其中,城居保起到的正向影响最大:与未参保者相比,城居保将非农民工样本报告自评健康"非常好"的概率提高了 25.1%,并将"一般""差""非常差"的概率分别降

---

① 在模型(2)的回归中,变量 othermi 的系数估计值在表 4-3 与表 4-4 中发生较大变化,主要是因为"其他医疗保险"所指内容在农民工与非农民工群体中具有较大差异。在农民工群体中,这一变量主要指针对农民工设计的地方性医疗保险项目(如农民工合作医疗);而在非农民工群体中,这一变量主要指城镇居民享有的其他医疗保险类型(如公费医疗等)。

低了 22.5％、5.1％和 1％。以上结果说明目前主要医疗保险平台对非农民工群体的保障作用明显优于农民工群体，这进一步证明了农民工在新型医疗保障体系中的弱势地位。其主要原因依然在于当前医疗保险体系呈现碎片化的特征，各医疗保险的制度设计难以满足农民工群体较高的地域流动性，这在客观上削弱了医疗保险的预期净收益，从而大大限制了农民工的参保意愿以及从医疗保障中获取的实际收益。

4.3　研究结论

随着城职保、城居保及新农合等政策在全国范围的推广，我国在 2010 年初步建立了具有中国特色的基本医疗保障体系。在该体系中，流动于城镇与农村之间的农民工群体是医保覆盖的薄弱环节。虽然他们可能同时具有一种或几种保险的参保资格，但是制度因素和自身经济条件的限制使其参保率明显低于其他人群，成为医保夹层中的弱势群体。近年来，农民工的医疗和健康状况越来越多地受到社会重视。中央政府在新医改方案中明确指出要妥善解决农民工的基本医疗保险问题，各地方政府也相继把农民工纳入到现有的医疗福利体系中。那么，各种医疗保障制度是否在解决农民工群体"看病难、看病贵"的问题上切实发挥了作用？本章使用近年来的全国性城镇入户调查数据，应用卫生经济学中标准的评估框架，对这一问题做了解答。具体来说，我们尝试从以下三个方面来考察医疗保险对农民工医疗与健康状况的影响：（1）各医疗保险是否有助于减轻农民工寻医看病的经济负担？（2）各医疗保险是否能够促进农民工对正规医疗资源（包括预防性医疗）的使用？（3）医疗保险是否能够达到改善农民工健康水平的目的？

利用计量经济学的实证分析工具，我们对以上三种假设进行了检验。

通过研究,我们可以得出以下结论:

4.3.1　各类医疗保障制度的实施效果差异显著

1. 城职保和新农合作用最为明显

在现有的医疗保险平台中,城职保和新农合在上述三个方面发挥的作用最为明显:与未参保农民工相比,城职保与新农合分别降低了参保者的门诊费用自付比例,提高了其对预防性医疗(体检)的利用率及整体自评健康水平。这与两种保险制度建立时间长、保障范围广、筹资补贴制度完善等因素有着密不可分的关系。

2. 城居保、商业保险等在促进预防性医疗的可及性方面作用显著

城居保、商业保险和其他保险在促进预防性医疗的可及性方面也具有明显的作用:数据显示,这三种保险将分别使参保农民工在一年中的健康体检次数平均增加 0.1—0.2 次。进一步的检验发现,其影响机制有赖于对参保者健康意识的促进作用:与未参保者相比,城居保和商业医保的参与者主动了解健康知识的概率平均提高了 80.6% 和 33.1%,而城职保、新农合和其他医保也分别将此概率提升了 65.2%、60.9% 和 25.2%。

3. 各类医疗保险均无法扭转农民工的自我医疗倾向

我们的结果同样反映出,由于参保率较低以及制度衔接不完善等原因,目前各种社会医疗保险项目并未能从根本上改善农民工的健康状况,也并未能有效促使其患病后到正规医疗机构就诊,因此政策效果不容乐观。

4.3.2　深化医疗体制改革仍然任重道远

通过以上对比,我们发现目前基本医疗保障体系中的各类保险制度均对参保农民工的医疗负担和医疗行为产生了一定影响,但是各医疗保障的实施效果存在较大差异,并且没有一种政策能够在成本、可及性和质量方面同时产生显著的正向影响。

1. 发挥各类保险制度自身的独特优势

在接下来的医疗保障体制改革中,如何让各保险制度继续发挥自身的优势,同时借鉴其他保险平台的经验,从而使参保农民工得到更好的保障是一个亟待解决的问题。

2. 加快建立各保障制度的门诊资金统筹

另一方面,我们的评估结果也显示,目前各类社会医疗保险有一个共同的弱点:由于缺乏完善的门诊统筹机制,它们均无法从根本上扭转农民工的自我医疗倾向,从而使日常门诊的利用率及正规医疗资源的可及性没有得到显著提升,因此很难真正改善农民工的健康水平。由此可知,深化医疗体制改革的另一个重要任务是加快建立各保障制度的门诊资金统筹,引导更多的农民工在患病后从自我医疗转向正规医院的合理就诊。长期以来,农民工都是我国医疗卫生和社会保障体系中的弱势群体,在建立新型医疗保障制度的过程中,各保险平台应该通过更有针对性的政策将符合参保条件的农民工纳入到保障范围中来,并通过合理措施在医疗成本、服务质量和资源可及性方面给他们更多的实惠。只有这样,全民医疗保险才有可持续发展的基础,目前备受关注的农民工医疗和健康问题才能得到根本解决。

附表 4-1　工具变量模型的一阶段回归结果

	(1) urbmi	(2) nrcms	(3) uebmi	(4) comins	(5) othermi
ivnrcms	−0.209***	0.991***	−0.186***	0.001	0.001
	(0.013)	(0.009)	(0.014)	(0.006)	(0.005)
ivuebmi	−0.137***	−0.053***	0.461***	0.001	0.010**
	(0.013)	(0.009)	(0.014)	(0.006)	(0.005)
ivurbmi	0.088***	0.001	−0.002	0.001	−0.001
	(0.012)	(0.008)	(0.012)	(0.005)	(0.004)
ivcomins	−0.027	−0.011	−0.138***	0.994***	0.001
	(0.026)	(0.018)	(0.028)	(0.012)	(0.009)
ivothermi	−0.080***	0.002	0.147***	−0.001	1.004***
	(0.027)	(0.019)	(0.029)	(0.012)	(0.010)
gender	0.021**	0.006	−0.033***	0.004	0.000
	(0.010)	(0.007)	(0.011)	(0.005)	(0.004)
age	0.001*	0.000	0.003***	0.000	0.000
	(0.001)	(0.000)	(0.001)	(0.000)	(0.000)
eduyr	−0.009***	−0.002*	0.026***	0.000	0.001
	(0.002)	(0.001)	(0.002)	(0.001)	(0.001)
married	−0.041**	0.021*	0.044***	0.001	0.003
	(0.016)	(0.011)	(0.017)	(0.007)	(0.006)
race	−0.014	0.012	−0.002	−0.012	0.009
	(0.022)	(0.015)	(0.023)	(0.010)	(0.008)
incomen	−0.000	0.002***	0.002	0.001**	−0.000
	(0.001)	(0.001)	(0.001)	(0.001)	(0.000)
year08	0.146***	0.003	−0.016	−0.001	−0.001
	(0.015)	(0.010)	(0.016)	(0.007)	(0.005)
year09	0.173***	0.005	0.024	−0.003	0.000
	(0.015)	(0.010)	(0.015)	(0.007)	(0.005)
year10	0.193***	−0.001	0.043***	−0.004	−0.001
	(0.015)	(0.010)	(0.015)	(0.007)	(0.005)
城市固定效应	Yes	Yes	Yes	Yes	Yes
样本量	3 971	3 971	3 971	3 971	3 971
工具变量 F 值	79.73	2 426.09	311.86	1 408.92	2 275.56

　　注:(1) 表格中 * 号表示结果的显著性,***、** 和 * 分别表示在 1%、5% 和 10% 水平显著;(2) 括号中为稳健标准误;(3) 表中所示 F 值为针对工具变量在一阶段回归中的联合显著性进行的 F 检验所对应的统计值。

附表 4-2　基准模型回归结果(不使用工具变量)

	(1) health	(2) exam	(3) meduse	(4) outoop	(5) inoop	(6) knowledge
nrcms	0.022	0.843***	0.279	0.037	0.003	0.137***
	(0.046)	(0.179)	(0.204)	(0.060)	(0.005)	(0.052)
uebmi	−0.117**	1.375***	0.022	−0.261***	−0.001	0.226***
	(0.051)	(0.222)	(0.235)	(0.068)	(0.006)	(0.061)
urbmi	−0.206***	2.232***	−0.277	−0.039	−0.007	0.099
	(0.063)	(0.587)	(0.305)	(0.088)	(0.006)	(0.069)
comins	0.036	0.518***	0.167	−0.083	0.004	0.420***
	(0.069)	(0.100)	(0.285)	(0.108)	(0.008)	(0.091)
othermi	0.210**	0.248***	−0.254	−0.060	−0.006	−0.118
	(0.086)	(0.096)	(0.402)	(0.109)	(0.006)	(0.097)
age	0.036	−0.111**	0.052	−0.091*	−0.007*	−0.133***
	(0.036)	(0.043)	(0.170)	(0.051)	(0.004)	(0.042)
gender	−0.014***	−0.007**	−0.014	−0.002	−0.000	0.003
	(0.002)	(0.003)	(0.010)	(0.003)	(0.000)	(0.003)
eduyr	0.015**	0.041***	0.015	0.005	0.000	0.075***
	(0.006)	(0.009)	(0.028)	(0.008)	(0.001)	(0.008)
married	0.041	0.176**	−0.004	−0.029	0.003	0.158**
	(0.055)	(0.071)	(0.257)	(0.077)	(0.006)	(0.065)
race	−0.001	0.077	−0.682**	0.101	0.010	0.150*
	(0.074)	(0.091)	(0.341)	(0.097)	(0.010)	(0.090)
income	0.013**	0.000	−0.003	0.010	−0.000	0.004
	(0.005)	(0.003)	(0.036)	(0.012)	(0.000)	(0.004)
year08	0.191***	−0.296***	−0.129	0.507***	0.002	0.151**
	(0.053)	(0.108)	(0.256)	(0.073)	(0.006)	(0.060)
year09	0.188***	−0.486***	0.620**	0.506***	−0.000	0.272***
	(0.051)	(0.130)	(0.246)	(0.076)	(0.006)	(0.060)
year10	0.369***	−0.758***	0.626**	0.576***	−0.003	0.449***
	(0.050)	(0.147)	(0.257)	(0.067)	(0.005)	(0.060)
城市固定效应	Yes	Yes	Yes	Yes	Yes	Yes
样本量	3 971	3 971	277	277	3 971	3 971

注:(1) 表格中*号表示结果的显著性,***、**和*分别表示在1%、5%和10%水平显著;(2) 括号中为稳健标准误;(3) 模型(3)与模型(4)的结果均是基于两周内患病的农民工样本(问卷仅对这一人群询问门诊使用及门诊费用信息),因此样本量小于其他模型。

附表 4-3　工具变量的相关系数矩阵

	ivncms	ivuebmi	ivurbmi	ivcomins	ivothermi
ivncms	1				
ivuebmi	−0.2035	1			
ivurbmi	−0.0888	0.0216	1		
ivcomins	−0.0589	−0.0273	−0.0123	1	
ivothermi	−0.1217	0.076	−0.0218	−0.0041	1

第5章　新农合对农村劳动力迁移的影响：
基于全国性面板数据的分析[①]

　　医疗保障体系的建立不仅会影响到农民工的医疗与健康状况，而且还会改变他们的劳动力迁移意愿。自 2003 年开始逐步在中国农村地区推行的新型农村合作医疗制度为广大农村人口提供了基本的医疗保障。但是，由于该制度在异地参保与就诊方面的限制和歧视政策，使其对中国农村劳动力的跨城乡迁移产生了显著的影响。本章从新型农村合作医疗制度对劳动力流动的"枷锁效应"和对城镇农民工返乡的"拉回效应"出发，利用中国健康与营养调查数据，通过多种实证研究方法来检验该制度对农民就业地域选择的影响。

　　[①]　本章写作的基本时间立足点为 2011 年。本章的主要内容，秦雪征、郑直以"新农合对农村劳动力迁移的影响：基于全国面板数据的分析"为题，发表于《中国农村经济》2011 年第 10 期。

5.1　我国农村劳动力流动特点

5.1.1　改革开放后的"民工潮"

自改革开放以来，特别是 1990 年以后，中国农村经历了大规模的劳动力迁移。随着城镇化速度的加快和城乡收入差距的扩大，越来越多的农民选择离开土地到城镇就业。根据《中国人口统计年鉴》公布的数据，1990 年中国农村劳动力向外迁移的总人数为 2 000 万，1995 年为 4 500 万，2000 年这一数字上升至 7 900 万；而 Cai *et al*.（2006）认为中国农村劳动力的实际迁移人数甚至更多。尽管这些调查数据的口径和范围不尽相同，调查方法和结果也略有差异，但基本上都反映了农村劳动力迁移数量巨大并逐年增加的事实。

5.1.2　近年来的"民工荒"

与农村劳动力外流的趋势相对应，农民工返乡规模在近年来也一度上升。从 2004 年开始，中国部分沿海地区甚至出现了"民工荒"的现象。由于大量农民工的返乡流动，很多用工企业遭遇了"招工难"甚至"一工难求"的困境。根据劳动和社会保障部对珠江三角洲、长江三角洲及闽东南、浙东南等主要劳动力输入地区的调查，农民工短缺在这些地区已经成为不争的事实。而对于加工制造业聚集的地区，该问题则尤为严重。以"珠三角"为例，其用工缺口将近 200 万人，缺工比率约为 10%（邓宇鹏和王涛生，2005）。

无论是"民工潮"还是"民工荒"，农村劳动力跨地区流动成为中国特有的、关乎经济发展和社会稳定的重大问题。而农民工进城与返乡的制约因素也引起了相关学者的关注。大量研究发现,农民工自身因素及其原住地和流向地的推力和拉力的共同作用促使农村劳动力在城市与乡村之间流动。而近年来的农民工返乡潮流则是其迁移成本与收益共同变化的结果:一方面,沿海地区受出口下降影响,工作机会大幅减少;另一方面,由于农村地区各项改革使生活福利显著提高,增加了外出打工的机会成本。而作为备受农民关注的医疗保障措施,新农合的实施是否在无形中对农民工的返乡行为及农村劳动力流动产生了直接影响?这一问题至今没有得到很好的研究和检验。

由于农民工属于流动人口,许多人在务工的城镇地区并没有与其雇主签订长期的劳动合同,因此这些在非正式部门就业的农民工并没有得到城镇职工医疗保险的保障,在看病时往往需要承担极大的经济负担。为解决这一问题,新农合规定,参加城镇职工医保有困难的农民工,可以选择参加其户籍所在地的新农合;但是,多数地区的新农合同时规定,参保农民需要在其户籍所在地缴费、看病及报销。这一限制政策将对农民工的迁移决策产生怎样的影响?部分农村劳动力是否会因为参保而选择留在农村或提前返乡?这将是本研究的研究重点。

本研究将通过实证模型来检验两种假说,以综合评估新农合对农民工劳动地域选择的影响:假说一是"枷锁效应",即考察新农合的实施是否使更多的农村劳动人口被固定在户籍所在地,从而阻碍了其自由流动;假说二是"拉回效应",即考察新农合的实施是否使已经在外务工的农民工产生更多的返乡倾向,促成了其城乡反向流动。如果两种假说均成立,则我们有理由相信新农合的实施在客观上加速了"民工荒"现象的产生。

接下来,本章将做如下安排:第二部分描述数据来源及样本筛选;第三部分和第四部分分别对"枷锁效应"和"拉回效应"进行实证检验;第五部分对本章进行总结。

5.2 研究思路

5.2.1 数据来源及样本选择

本章使用的数据来自"中国健康与营养调查"(China Health and Nutrition Survey，CHNS)。该数据库是由美国北卡罗来纳大学和中国预防医学科学院联合创建的，是一个关于城市及农村人口医疗、健康及营养现状的大型微观面板数据，包含社区卫生设施、医疗保险、个人健康、膳食营养、社会关系等基本信息。它涵盖了辽宁、黑龙江、江苏、山东、河南、湖北、湖南、广西和贵州 9 个省份以及 1989 年、1991 年、1993 年、1997 年、2000 年、2004 年和 2006 年共 7 次调查。每次调查共访问约 200 个城乡社区(包括城市的街道居委会和农村的村委会)，每个社区随机抽取访问约 20 个家庭，城乡之间的样本比例为 1∶2。该数据目前主要用于对中国城乡居民的医疗、健康、劳动等方面的研究，但由于其包含了大量关于劳动力流动的信息，因此也可以用来进行劳动力迁移方面的实证研究。本章所使用的数据包括了 CHNS 的入户调查和社区调查数据。

本章主要使用的是 2000 年、2004 年和 2006 年来自农村地区的样本问卷。由于新农合的推行始于 2003 年，并在其后的几年间得到大力推广，因此，这一期间的调查数据恰好可以反映新农合制度在中国逐步普及的过程，从而使我们可以通过统计手段评估其对农村劳动力迁移的影响。同时，新农合规定，只有拥有农业户口的居民才有参保资格，因此，这里将样本范围限制在有农业户口的受调查者中。

本研究过程中的一项关键工作是对受访者"是否参加新农合"以及"是否外出务工"进行识别。对于前者，CHNS 家庭问卷询问了每个人参加农村"合作医疗"的情况，但未指明该合作医疗是否为新农合，因此对识别造成了一定困难。对此，本章引用 CHNS 社区问卷的相关信息加以解决：由于新农合在 2003 年后在县级层面组织实施，所以如果一个县在社区问卷中回答"实行了新农合"，同时受访者回答其参加了"合作医疗"，本研究则判定其为新农合的参保者。根据 CHNS 的社区调查数据，在 9 个省共 36 个县中，2004 年只有 3 个县实施了新农合，而到 2006 年这一数字则增加到 22 个县，进一步说明了新农合在这一时期的普及速度。而对于农村人口外出务工的状态，本章则直接利用 CHNS 家庭问卷的相关问题加以识别。本章的回归中还包含了被已有文献所证实的其他影响农村劳动力迁移的因素。其中，个人的人口学变量包括受调查者的性别、年龄、婚姻、受教育程度（以小学以下为基准组，分为小学、初中、高中、大学及以上 4 个对照组）等；职业及工作变量包括职业类型以及所在企业的所有制性质；与家庭有关的因素包括家庭规模、家庭里 6 岁以下儿童数量等；另外，为了衡量个人健康对迁移的影响，本研究还加入了受访者的自评健康状况变量。另外，根据 Lin *et al.*（2004）和 Zhao（1999）的研究，农民工迁出地的经济状况也是影响迁移的重要变量之一，因此模型中还包含了受访者所在村庄的人均收入水平（该信息来自 CHNS 的社区问卷）。另外，为了控制当地不可观测的环境因素（例如历史和政策因素）的影响，本研究还在模型中加入了反映受访者所在省份的虚拟变量。剔除主要变量的缺失值后，本研究的最终样本量为：2000 年 9 485 个观测值，2004 年 6 154 个观测值，2006 年 5 954 个观测值。

5.2.2 样本描述性统计

表 5-1 提供了样本的描述性统计结果。migrant 是该受访者外出务工的虚拟变量，其均值反映了农村人口外出打工的比例，从三年的合并样

本发现,外出农民工占农村样本的比例约为 10.9％,且呈逐年上升趋势
(从 2000 年的 7.1％升至 2004 年的 12.1％及 2006 年的 13.1％)。变量
ncms 的均值反映了新农合的参保率在这一期间的变化情况:自 2003 年
开始推行以来,新农合在农村地区得到迅速推广,样本显示,在 2004 年已
有 4.1％的农户加入了新农合,而 2006 年这一数字达到 39.6％,年均增
长率为 294％。

表 5-1　主要变量的样本均值及标准差

变量名	含义及赋值	样本均值			
		总样本	2000 年	2004 年	2006 年
migrant	外出务工	0.109	0.071	0.121	0.131
	(是=1,否=0)	(0.311)	(0.258)	(0.325)	(0.337)
ncms	新农合参保	0.104	0[a]	0.041	0.396
	(是=1,否=0)	(0.305)	(0)	(0.198)	(0.489)
male	男性	0.499	0.515	0.493	0.490
	(男=1,女=0)	(0.500)	(0.500)	(0.500)	(0.500)
age	年龄	39.235	34.792	41.528	41.151
	(周岁)	(19.731)	(18.733)	(18.875)	(20.668)
goodhealth	健康良好	0.366	0.446	0.565	0.521
	(是=1,否=0)	(0.482)	(0.497)	(0.496)	(0.500)
illiterate	小学以下	0.283	0.278	0.262	0.37
	(是=1,否=0)	(0.378)	(0.221)	(0.388)	(0.323)
primary	小学	0.244	0.260	0.293	0.223
	(是=1,否=0)	(0.429)	(0.439)	(0.455)	(0.417)
junior	初中	0.317	0.330	0.336	0.298
	(是=1,否=0)	(0.465)	(0.470)	(0.472)	(0.458)
senior	高中	0.136	0.116	0.103	0.100
	(是=1,否=0)	(0.342)	(0.320)	(0.304)	(0.299)
college	大学及以上	0.020	0.016	0.006	0.009
	(是=1,否=0)	(0.138)	(0.125)	(0.080)	(0.092)

（续表）

变量名	含义及赋值	样本均值			
		总样本	2000 年	2004 年	2006 年
childno	6 岁以下儿童数	0.257	0.270	0.250	0.279
		(0.541)	(0.551)	(0.521)	(0.550)
hhno	家庭总人数	4.757	4.444	4.325	5.104
		(1.846)	(1.521)	(1.622)	(2.034)
agriculture	农业从业者	0.759	0.653	0.793	0.823
	（是＝1,否＝0）	(0.428)	(0.476)	(0.405)	(0.382)
hightech	高级技工	0.010	0.011	0.011	0.008
	（是＝1,否＝0）	(0.098)	(0.104)	(0.102)	(0.088)
lowtech	中低级技工	0.011	0.014	0.010	0.009
	（是＝1,否＝0）	(0.104)	(0.117)	(0.099)	(0.095)
office	办公室职员	0.021	0.028	0.020	0.016
	（是＝1,否＝0）	(0.143)	(0.164)	(0.139)	(0.124)
worker	工人	0.057	0.082	0.047	0.042
	（是＝1,否＝0）	(0.232)	(0.275)	(0.213)	(0.201)
service	服务业	0.046	0.054	0.044	0.041
	（是＝1,否＝0）	(0.209)	(0.225)	(0.204)	(0.199)
state	国有企业	0.053	0.089	0.040	0.032
	（是＝1,否＝0）	(0.224)	(0.285)	(0.196)	(0.177)
collect	集体企业	0.148	0.431	0.014	0.011
	（是＝1,否＝0）	(0.355)	(0.495)	(0.116)	(0.104)
private	私营企业	0.065	0.020	0.089	0.085
	（是＝1,否＝0）	(0.247)	(0.141)	(0.285)	(0.278)
incpc	村年人均收入	2 657.719	2 010.906	2 370.831	3 874.298
	（单位:元）	(4 944.824)	(1 089.302)	(1 183.773)	(9 103.58)

注：[a] 2000 年新农合尚未实施,因此该均值为 0;括号内数值为标准差。

从表 5-1 可知,样本中的男性比例约为 50%,样本平均年龄为 39.2 岁（问卷调查不含未成年人群体）,身体健康者约占 36.6%,符合总体人口结构特征。在受教育程度上,初中及以下受教育水平的人占总样本的 84.4%,而接受过正规大学教育的人只有 2%,反映了中国农村地区文化水平相对落后的现状。从家庭结构来看，受访者样本的家庭平均规模约为 4—5 人，每家在抚养儿童（6 岁以下）数量平均为 0.3 个。在职业变量中，样本中农业从业者比例最高，约占总样本的 75.9％；除农业以外，工人及服务业从业者占的比重较大，约为总样本的 10.3％。受访者工作的企业性质也以农业作为基准组，分为国有企业、集体企业及私营企业等；其中，集体企业的员工比例仅次于农业劳动者，占总体样本的 14.8％。来自社区问卷的数据显示，受访者所在村庄的人均年收入大体在 2 000—3 000 元人民币，并且呈逐年上涨趋势：2000 年为 2 011 元，2004 年涨至 2 371 元，2006 年则显著提高到 3 874 元。

5.3　对新农合"枷锁效应"的检验

在这一部分，本研究将基于以上混合横截面样本，通过不同的计量经济模型来检验假说一（"枷锁效应"），即验证新型农村合作医疗制度是否对农村劳动力向外流动产生了阻碍作用。

5.3.1　估计方法

1. 线性概率模型

假定农村劳动力外出务工的决定过程可以用以下方程表示：

$$Y_{it} = \alpha_0 + \alpha NCMS_{it} + X'_{it}\beta + \mu_{it} \tag{5-1}$$

其中，Y 表示受访者在本年度外出务工的状态（外出务工＝1，留在本地工作＝0），关键自变量 NCMS 表示是否为新农合参保者，X 则包括了上文提到的性别、年龄、婚姻、受教育程度、职业、家庭规模、6 岁以下儿童数、社区人均收入水平等个体、家庭、社区三个层面的控制变量。如果"枷锁效应"假设成立，那么新农合的参保将使农户更加倾向于留守在原居住地,因此,NCMS 的预期系数为负。

2. 正态概率模型

考虑到各解释变量对外出务工概率的非线性影响,本研究同时使用正态概率(Probit)模型进行回归。Probit 模型将农民外出务工的倾向视为潜在变量(Y^*),而将观测到的外出务工状态看作 Y^* 超越零值阈值的自然结果,因此,其表达式为:

$$\Pr(Y_{it} = 1 \mid \text{NCMS}, X) = \Pr(Y^* > 0 \mid \text{NCMS}, X)$$

$$= \Pr(\alpha_0 + \alpha \text{NCMS}_{it} + X'_{it}\beta + \mu_{it} > 0 \mid \text{NCMS}, X)$$

$$= \Phi(\alpha_0 + \alpha \text{NCMS}_{it} + X'_{it}\beta) \tag{5-2}$$

其中,Φ 是标准正态累积分布函数,由于 NCMS 对外出务工概率的边际影响可以表示为 $\Phi(\alpha_0 + \alpha + X'_{it}\beta) - \Phi(\alpha_0 + X'_{it}\beta)$。如果系数 α 为负,则表示"枷锁效应"存在。

3. 工具变量法

在上述估计式中,某些个人不可观测的因素(例如能力或偏好)可能会同时影响受访者的迁移及参保决策,从而导致残差项与 NCMS 变量产生相关性,并由此导致内生性问题。为了避免由内生性引发的估计偏误,本章利用工具变量(IV)方法对以上模型进行调整。笔者参考了 Lei and Lin(2009)的做法,使用的工具变量是受访者所在的县是否在当年实施了新农合。这是由于新农合制度的实施都是在县级层面展开的,一个县是否实施新农合直接决定了该受调查者是否可以在当地参加此项医疗保险,因此,二者之间存在相关性。但是,县一级的新农合实施情况与农民是否在外打工没有直接联系,因此,这一变量可以作为合理的工具变量来解决上述内生性问题。使用工具变量后,模型(1)和模型(2)将分别调整为 IV-OLS 模型和 IV-Probit 模型,进而可以通过两阶段回归方法对模型参数进行估计。[①]

4. 固定效应模型

由于本研究使用的 2000—2006 年的数据中有很大一部分样本（共 8 204 个观测值）在三次入户调查中都接受了随访，因此，这部分样本具有平衡面板数据的性质，其信息涵盖了该受访者在 6 年中的动态变化。由于面板数据模型能够消除个体不随时间变化的异质性因素的影响，因此，其估算的政策效应也更为精确。本研究在随后的分析中将使用这一部分子样本，利用相应的面板数据模型来综合考察"枷锁效应"在 2000—2006 年的动态影响。[②] 模型的估计方程为：

$$Y_{it} - \overline{Y}_i = \theta(\text{NCMS}_{it} - \overline{\text{NCMS}}_i) + \beta_1(x_{it1} - \overline{x}_{i1}) + \cdots$$
$$+ \beta_k(x_{itk} - \overline{x}_{ik}) + (u_{it} - \overline{u}_i) \tag{5-3}$$

其中，Y_{it} 和 NCMS_{it} 分别表示第 i 个受访者在第 t 期的外出务工及参保状况（赋值方法同等式(5-1)），x 为个人与环境控制变量，上画线代表该受访者的相应变量在三次调查中的均值。本研究首先利用固定效应模型（FE）进行分析，该模型将同一受访者在三次调查中的信息进行追踪合并，并对因变量与自变量分别去除时间均值后进行回归。该模型通过差分消除了个体不随时间变化的异质性因素的影响，因而更客观地反映了参加新农合对外出务工行为的限制作用。

5. 随机效应模型

随机效应模型（RE）的原理和估计样本与固定效应模型相似，但它假

---

① 在 2SLS 一阶段回归中，工具变量的系数为 0.693，且在 1% 的水平上显著。这进一步说明了县级新农合的实施情况与个人参保状况的高度相关性及本研究所选工具变量的有效性。

② 与此相对应，前面 3 个模型所使用的是三年样本组成的混合截面数据，总样本量为 21 593。

定个体不随时间变化的异质性因素为随机变量,且该随机变量与其他控制变量(包括新农合参保变量)不相关,因此,其回归方程与固定效应模型有一定差异:

$$Y_{it} - \lambda \overline{Y}_i = \beta_0(1-\lambda) + \theta(\text{NCMS}_{it1} - \lambda \overline{\text{NCMS}}_{i1}) + \beta_1(x_{it1} - \lambda \overline{x}_{i1})$$
$$+ \cdots + \beta_k(x_{itk} - \lambda \overline{x}_{ik}) + (v_{it} - \lambda \overline{v}_i) \tag{5-4}$$

其中,权重系数 $\lambda = 1 - [\sigma_u^2/(\sigma_u^2 + 3\sigma_a^2)]^{1/2}$,$\sigma_u^2$ 与 σ_a^2 分别是随机扰动项 u 和个体异质性因素 a 的方差。因此,式(5-4)实际表示各变量对其时间均值进行准差分后进行的回归,此处理方法的目的与固定效应模型相同,即去除个体随机效应对回归结果的影响,从而提取新农合在 2000—2006 年对劳动力外出务工的动态"枷锁效应"。由于 FE 和 RE 在模型假定上有区别,本研究还将用 Hausman 检验来对两种模型的合理性加以鉴别。

5.3.2 实证分析结果

表 5-2 中报告了对新农合"枷锁效应"的回归结果。模型(1)、模型(2)是基准模型,其中,模型(1)为线性概率模型(OLS),模型(2)为 Probit 模型。由于线性概率模型的自然异方差特性,表 5-2 括号中所显示的均是对异方差稳健的标准误差。

表 5-2 新农合"枷锁效应"估计结果

	(1) OLS	(2) Probit	(3) IV-OLS	(4) IV-Probit	(5) FE	(6) RE
ncms	−0.013***	−1.459***	−0.022***	−2.213***	−0.007*	−0.007**
	(0.002)	(0.387)	(0.003)	(0.244)	(0.004)	(0.003)
male	−0.003	0.103**	−0.003	0.051*	—	−0.003
	(0.003)	(0.043)	(0.003)	(0.029)		(0.004)
age	0.003***	0.09***	0.003***	0.065***	−0.008***	0.002***
	(3.271 e-4)	(0.025)	(3.270 e-4)	(0.016)	(0.001)	(0.001)
agesqu	−3.972 e-5***	−0.001***	−3.993 e-5***	−0.001***	3.740 e-5***	−3.441 e-5***
	(3.730 e-6)	(3.862 e-4)	(3.731 e-6)	(2.464 e-4)	(1.392 e-05)	(6.570 e-06)

（续表）

	(1) OLS	(2) Probit	(3) IV-OLS	(4) IV-Probit	(5) FE	(6) RE
primary	0.027***	0.587***	0.026***	0.368***	—	0.019***
	(0.003)	(0.106)	(0.003)	(0.068)		(0.004)
junior	0.054***	0.766***	0.054***	0.486***	—	0.049***
	(0.003)	(0.121)	(0.003)	(0.077)		(0.005)
senior	0.040***	0.643***	0.039***	0.374***	—	0.035***
	(0.005)	(0.135)	(0.005)	(0.088)		(0.007)
college	0.042***	0.591**	0.041***	0.294*	—	0.028*
	(0.014)	(0.266)	(0.014)	(0.173)		(0.017)
hightech	0.064***	0.465**	0.064***	0.261	0.028	0.046***
	(0.014)	(0.228)	(0.014)	(0.163)	(0.024)	(0.017)
lowtech	0.069***	0.521***	0.069***	0.214	0.066***	0.061***
	(0.016)	(0.195)	(0.016)	(0.137)	(0.026)	(0.015)
office	0.061***	0.397**	0.062***	0.272**	0.006	0.039***
	(0.013)	(0.164)	(0.013)	(0.110)	(0.016)	(0.012)
worker	0.219***	1.326***	0.219***	0.827***	0.114***	0.187***
	(0.012)	(0.066)	(0.012)	(0.052)	(0.008)	(0.006)
service	0.145***	0.981***	0.145***	0.572***	0.084***	0.123***
	(0.011)	(0.081)	(0.011)	(0.059)	(0.009)	(0.007)
state	−0.041***	0.199*	−0.043***	−0.045	−0.022*	−0.020**
	(0.013)	(0.107)	(0.013)	(0.074)	(0.011)	(0.008)
collect	0.050***	0.645***	0.048***	0.330***	0.018***	0.031***
	(0.004)	(0.074)	(0.004)	(0.048)	(0.005)	(0.003)
private	−0.112***	−0.224**	−0.112***	−0.162**	−0.0590***	−0.0908***
	(0.009)	(0.112)	(0.009)	(0.076)	(0.007)	(0.006)
marry	−0.062***	−0.663***	−0.062***	−0.442***	−0.032***	−0.055***
	(0.004)	(0.064)	(0.004)	(0.044)	(0.007)	(0.005)
childno	−0.008***	−0.096**	−0.008***	−0.092***	−0.018***	−0.008***
	(0.002)	(0.048)	(0.002)	(0.032)	(0.003)	(0.003)
hhno	0.003***	0.051***	0.004***	0.044***	−7.102 e-4	0.002**
	(6.960 e-4)	(0.015)	(6.961 e-4)	(0.010)	(0.002)	(0.001)
badhealth	−0.078***	−1.287***	−0.078***	−0.835***	5.301 e-07	−1.080 e-08
	(0.003)	(0.063)	(0.003)	(0.046)	(2.950 e-07)	(2.532 e-07)
incpc	−6.540 e-7***	−1.204 e-4***	−6.501 e-7***	−7.240 e-5***	−0.032***	−0.059***
	(1.010 e-7)	(2.031 e-5)	(1.000 e-7)	(1.311 e-5)	(0.003)	(0.003)

（续表）

	(1) OLS	(2) Probit	(3) IV-OLS	(4) IV-Probit	(5) FE	(6) RE
prov_dummy	Yes	Yes	Yes	Yes	Yes	Yes
常数项	−0.001	−3.155***	−2.721 e-4	−2.187***	0.301***	0.032***
	(0.006)	(0.252)	(0.006)	(0.178)	(0.035)	(0.012)
R^2	0.183	0.458	0.675	0.472	0.058	0.079
观测值	21 593	21 593	21 593	21 593	8 204	8 204

注：（1）括号中为稳健标准误；（2）***、**、*分别表示在1％、5％和10％的水平显著。

1. 新农合对农村劳动力外流的阻碍作用

结果显示，在控制了其他可观测变量的前提下，新农合对农村劳动力的迁移具有明显的阻碍效应（均在1％水平上显著）。其中，OLS的回归结果表明，新农合的参保将使农村劳动力外出打工的概率下降1.3％。而基于非线性概率假设的Probit模型也给出了类似的结果：对边际效应的计算结果显示，新农合对外出务工的"枷锁效应"大小为0.22％。

2. 其他影响农村劳动力外流的因素

除了新农合的参保状况以外，农村劳动力外流还受到其他因素的影响。例如，男性、未婚者、身体健康状况良好以及家中成员较多而在抚养儿童较少的人更易外出务工，这是因为其劳动能力较强，收入需求更高，而家庭牵挂更少。这些人口学变量的影响也与其他文献的结论相一致（例如 Du et al., 2004；Zhao, 1999；Rozelle et al., 1999；张晓辉,1999）。除此之外，年龄对外出务工倾向的影响则呈倒"U"形：在大约59岁之前，年长的农村劳动力更易于外出工作，而此后由于体力衰退及劳动技能下降，年长者更易于留在农村。相似地，受教育程度对外出倾向的影响也体现出非线性特征：相对于一个没有受过正规教育的农民而言，小学及初中教育将大大提高其外出务工的概率。其中，初中教育的边际影响尤为明显。而在 9 年义务教育之上，随着受教育年限的增长，农民外出务工的倾向则逐渐下降。这是由于接受了高等教育的人因为已经占据了较好的本地资源，其外出务工的机会成本升高，导致他们更倾向于驻留本地。这种受教育年限的非线性影响也得到了已有文献的佐证（例如 Parish *et al.*，1995；Zhao，1999）。在职业因素方面，从事技术及服务性行业的农民更容易外出工作，这是由于这些行业在城市中的收入回报普遍高于农村地区。另外，值得注意的是，当农民户籍所在村镇的人均收入更高时，当地居民的外出务工倾向更低，这也印证了劳动力外流由城乡收入差距决定的假说，并进一步反映了城乡劳动力流动的推力及拉力的共同作用（Lin *et al.*，2004）。

3．不同模型的结果对比

模型（3）、模型（4）通过工具变量的方法来控制遗漏变量所可能产生的内生性问题。其中，模型（3）报告了 IV-OLS（在线性概率模型基础上添加工具变量）的估计结果，而模型（4）则是 IV-Probit（在正态概率模型基础上加入工具变量）的回归结果。从中可以看出，当 NCMS 的内生性被控制以后，新农合对农村劳动力的"枷锁效应"反映得更加明显，其系数依然在 1％水平上显著，并且绝对值与模型（1）、模型（2）相比均有所增长。例如，IV-OLS 的回归结果说明，农户参加新农合将使其外出务工的概率下降 2.15％，而 IV-Probit 的回归结果显示，该"枷锁效应"的大小为 3.52％。除此以外，在使用工具变量后，其他个人及地域因素对外出务工倾向的影响与基准模型相比在数值和显著性上均无明显变化，这进一步说明了模型（3）、模型（4）结果的稳健性。

模型（5）、模型（6）基于全样本中的平衡面板数据（共 8 204 个受访者），分别使用固定效应模型（FE）和随机效应模型（RE）对上述"枷锁效应"进行了检验。这两种模型通过消除不随时间变化的个体异质性因素来反映三轮入户调查中新农合的参保情况对外出务工状态变化的动态影响。由于任何不随时间变化的因素在固定效应模型中将被消除,因此,模型(5)中不包含诸如性别、受教育年限等恒定变量;而随机效应模型的准差分估计方法则无此限制,因此模型(6)保留了这些变量。通过观察 ncms 的系数估计值,可以看到,在两种不同的模型假定下,新农合的参保都会显著降低农村劳动力外出务工的倾向,其边际效应分别为－0.72%和－0.71%,且分别在10%与5%的水平显著。同时,其他控制变量的系数估计值也与上文描述的结果及其他文献的发现大体一致。最后,本研究使用 Hausman 检验来区分随机效应与固定效应模型,结果显示,固定效应模型比随机效应模型的回归结果更为理想。[①]

5.4 对新农合"拉回效应"的检验

本研究的上一部分集中验证了新农合参保对农村劳动力外出务工的制约作用。在这一部分,本研究将进一步检验假说二("拉回效应"),即验证对于那些已经在外务工的农民工群体而言,新农合的实施是否增加了其返乡的倾向。正如引言中所述,新农合在异地参保与就医方面的限制政策无形中增加了农民工驻留城镇的机会成本,因此,该政策将可能对农民工群体的返乡行为产生促进作用。为检验此假设,本研究选取数据中2000年已经在外务工的农民工样本(共 17 564 人),采用倍差法来估计2003年以后新农合的实行和推广对这一群体在 2004 年和 2006 年返乡行为的潜在影响。

---

① Hausman 检验的 F 值为 671.87,因此,在 1%的水平上拒绝随机效应模型假设。

5.4.1　计量方法：倍差法

由于新农合开始推行于 2003 年，本研究选择该政策开始实施前的 2000 年作为基准期，而以其实施后的 2004 年和 2006 年作为考察期。分别使用这两年数据的目的在于观察新农合在此期间迅速推广所产生的不同影响。同时，本研究选取数据中 2000 年已经在外务工的农民工样本（共 17 564 个观测值），根据其在 2004 年（或者 2006 年，下文将分成两个倍差法方程）是否加入新农合，将该群体分为处理组（加入新农合）与控制组（未加入新农合）。其中，处理组在考察期受到了政策的惠及，而控制组的参保状态在新农合实行前后并没有变化。进而可以通过倍差模型来计算新农合政策对这一群体返乡行为的净影响。本研究预计，处理组将会受"拉回效应"的影响而改变自己的迁移决策，从而比控制组更愿意返乡工作。模型使用的 DID 统计量（即政策的净影响）为：

$$\Delta^{\text{DID}} = (Y_{\text{处理组}}^{\text{新农合实施后}} - Y_{\text{处理组}}^{\text{新农合实施前}}) - (Y_{\text{控制组}}^{\text{新农合实施后}} - Y_{\text{控制组}}^{\text{新农合实施前}}) \quad (5\text{-}5)$$

DID 统计量也可以通过合并处理组与控制组的数据并回归以下方程得到：

$$Y_{it} = \alpha \text{NCMS}_{it} + \lambda \text{Treat}_{it} + \theta \text{NCMS}_{it} \times \text{Treat}_{it} + X'_{it}\beta_i + \mu_{it} \quad (5\text{-}6)$$

其中，Y_{it} 与 NCMS_{it} 的含义与上文一致；Treat_{it} 为表示该个体被归为处理组（即在相应年份加入新农合）的虚拟变量；u 为残差项。经推导可知，DID 统计量可表示为：

$$\Delta^{\text{DID}} = [(\alpha + \lambda + \theta) - \lambda] - [\alpha - 0] = \theta \quad (5\text{-}7)$$

因此，系数 θ 的大小和显著程度反映了新农合对样本农民工返乡决策的影响，该系数可通过最小二乘法（OLS）回归得到。由于倍差法实际将新农合政策实施前后的相关变量进行了一阶差分，从而排除了其他变量（例如经济形势）在同一时期对农民工返乡决策的影响，因此，θ 反映了上述"拉回效应"的净值。

5.4.2　实证结果

表 5-3 显示了倍差分析的回归结果。其中,模型(1)和模型(2)分别表示以 2004 年和 2006 年作为考察期而进行的倍差法回归。从控制变量(treat、year04、year06)的系数可以看出,农民工在 2004 年在外务工的倾向比基期 2000 年有所增加,这归因于在此期间城市经济的加速发展及城乡收入差距的不断扩大;同时,在新农合政策影响以外,处理组比控制组更倾向于返乡工作,这可能是由其个人及家庭因素所致。当本研究控制了单纯的时间因素(year)和分组因素(treat)后,新农合的实施对农民工群体返乡的"拉回效应"集中体现于交叉项(treat×year)。由于该项系数在模型(1)中显著为负,可以判定,对于 2000 年在外务工的农民工,其在 2004 年的返乡决定明显受到了在此期间新农合政策的影响:新农合的实施使其返乡倾向明显加强,导致其继续在外务工的概率下降了 6.9%。模型(2)是基于 2000 年与 2006 年数据的分析结果。从交叉项的系数来看(-0.126 且在 1% 水平上显著),新农合政策在 2006 年依然对农民工的

表 5-3　新农合"拉回效应"估计结果

	(1)		(2)	
	系数	稳健标准误	系数	稳健标准误
treat×year	-0.0686***	0.0247	-0.126***	0.00688
treat	-0.0597***	0.0175	-0.0612***	0.00499
year04	0.0554***	0.00460	—	—
year06	—	—	0.0996***	0.00585
常数项	0.0762***	0.00325	0.0880***	0.00344
观测值	17 564		17 564	
R^2	0.0115		0.0478	

注:***、**、* 分别表示在 1%、5% 和 10% 的水平显著。

返乡流动起到了推动作用。通过比较两栏中交叉项的大小不难发现，由于 2004 年与 2006 年之间新农合在农村地区的大规模普及和推广，其对在外务工农民返乡的促进作用也随之进一步加大，"拉回效应"的净影响从 6.9％提高到 12.6％。

5.5　结论与政策启示

5.5.1　新农合制度的"双刃剑"作用

自 2003 年开始逐步在中国推行的新型农村合作医疗制度是一项以政府为主导的农村医疗保障计划，它在缓解农民因病致贫和因病返贫方面发挥了重要作用。但对于广大希望在城镇就业的农村劳动力而言，新农合制度却像一把双刃剑：一方面，它提高了参保农民的福利保障水平，而另一方面，它却对参保与就医过程加以地域限制，对异地参保与就医设置了种种不平等机制。这些政策障碍在一定程度上阻碍了农村劳动力跨城乡的自由流动，使一部分农村剩余劳动力滞留在其户籍所在地的农村地区；而对于已经离开家乡的农民工来说，新农合关于异地缴费和就诊的规定无形中增加了其在城镇看病的机会成本和间接经济负担，从而在一定程度上加速了部分地区"返乡潮"和"民工荒"现象的产生。

5.5.2　"枷锁效应"和"拉回效应"表现明显

本研究通过多种实证分析方法，结合 2000—2006 年的中国健康与营养调查数据，检验新农合对农村劳动力外流的"枷锁效应"和对农民工返乡的"拉回效应"。分析结果显示，这两种效应在客观上是存在的，并且其影响程度也随着新农合制度的大规模推广而逐步提升。例如，根据本研究所使用的工具变量模型估计,2000—2006 年,新农合的参保将使农村劳动力外出务工的概率平均下降 3.52%;而基于面板数据模型的回归结果,在这一期间,新农合的扩展对农村地区劳动力向外迁移的净制约效应约为 0.7%。倍差法的回归结果则显示,在 2004 年,新农合的初步实施使 2000 年在外打工的农民工返乡倾向增加了 6.9%,而到 2006 年,随着新农合的进一步普及,这一数字提高至 12.6%。

5.5.3 新农合制度有待进一步改革与完善

基于以上结果,本研究认为,新农合的实施使农村地区劳动力滞留的倾向及城镇农民工返乡回流的倾向显著增加,"枷锁效应"和"拉回效应"表现明显。究其根源,新农合作为农村社会保障制度的一部分,其福利安排体现出明显的地域分割特性,这必将影响劳动者对就业地域的选择,从而对劳动力的跨城乡和跨地区流动产生"副作用"。对这一问题的有效解决有赖于对现有新农合制度的改革,使其逐步取消对异地参保与就医的歧视政策,使农村劳动力享有基本医疗保障的权益不再受其就业地域的限制,从而使现有劳动力得到更为有效的配置和利用。另外,随着城镇职工医疗保险、城镇居民基本医疗保险等其他保障制度的建立和改善,以及各个保障平台的逐步整合,农民工在城市中也将能够参与其他形式的医疗保险计划,这也将使本研究所关注的问题得到有效解决。

第 6 章　城乡二元医疗保险结构对农民工返乡意愿的影响:以北京市农民工为例①

　　新一轮医改把农民工群体正式纳入了医保范围之内,但具有"城乡二元性"特征的医疗保险制度赋予该群体双重参保资格,这可能会影响到农民工对就业地域的选择。一方面,新农合原则上要求农民工在户籍所在地缴费参保、看病报销,这种与户籍绑定在一起的医保政策可能对农民工流动产生"拉回效应",促使一部分医疗需求较高的农民工返乡或留在农村。另一方面,在城镇正式部门或非正式部门就业的农民工也可以选择参加城镇医疗保险(包括城职保和城居保),这又会对农民工流动形成"吸纳效应",促使更多农村劳动力流向城镇。这两种相反作用力的影响与包括收入在内的其他因素一起共同决定着农村劳动力对就业地域的选择。上一章重点考察了新农合对农民工劳动力迁移的影响,本章进一步研究了城乡二元医疗保险结构对农民工返乡意愿的影响。首先,我们在托达

---

　　①　本章写作的基本时间立足点为 2014 年。本章的主要内容,秦雪征、周建波、辛奕、庄晨以"城乡二元医疗保险结构对农民工返乡意愿的影响——以北京市农民工为例"为题,发表于《中国农村经济》2014 年第 2 期。

罗模型的分析框架中引入城乡医疗保险制度,以探讨其对农村劳动力迁移决策的影响;然后利用 2011 年在京进城务工人员就业与健康状况调查数据,使用递归联立方程模型检验城乡二元医疗保险结构对农民工流动就业所产生的"拉回效应"和"吸纳效应"。

6.1 理 论 模 型

6.1.1 经典模型

在经典的托达罗模型中,城乡收入差距和农村劳动力在城市找到工作的概率是影响农村劳动力城乡迁移的主要因素(Todaro,1969)。假设迁移到城市的农村劳动力期望获得与其人力资本水平相一致的城市工人平均收入。农村劳动力基于式(6-1)决定是否流向城市:

$$V(0) = \int_{t=0}^{n} \left[p(t)Y_u(t) - Y_r(t) \right] e^{-rt} \mathrm{d}t - C(0) \qquad (6\text{-}1)$$

其中,$V(0)$ 表示农村劳动力在初期(第 0 期)做出迁移决策所获得的净收益,$Y_u(t)$ 和 $Y_r(t)$ 分别为第 t 期在城市和农村就业所能获得的收入,$C(0)$ 为农村劳动力在初期(第 0 期)的迁移成本,$p(t)$ 为农村劳动力第 t 期在城市找到工作的概率,r 为贴现率。当 $V(0) \geqslant 0$ 时,农村劳动力选择迁移到城市就业;反之,农村劳动力将留在农村或返乡就业。

6.1.2 模型改进

在以上模型的基础上,本研究引入医疗保险的收益,进而分析农民工的双重参保资格对农村劳动力迁移的影响。首先考虑城镇医疗保险的情况。假设农民工在第 t 期到城市打工所获得的原始收入仍为 $Y_u(t)$,若他生病或住院,则需要花费一定的医疗支出 d,此时,农民工的净收入为 $Y_u(t)-d$。为了避免疾病带来的意外损失,农民工可以选择参加保险。假定参加城镇医疗保险每年需要缴纳的保费为 α_{1u},在参保的情况下,若该农民工发生了医疗支出,则可以得到 α'_{2u} 的赔偿(不退还保费)。这样,农民工的收益向量在不参保的情况下可表示为 $(Y_u(t),Y_u(t)-d)$,而在参保的情况下可以表示为 $(Y_u(t)-\alpha_{1u},Y_u(t)-d+\alpha_{2u})$,其中,$\alpha_{2u}=\alpha'_{2u}-\alpha_{1u}$,而由保险变量构成的向量 $\alpha_u=(\alpha_{1u},\alpha_{2u})$ 则反映了不同险种的特征。参加医疗保险后,个人的收入期望值与其发生医疗支出的概率有关,记这一概率为 $\gamma\in(0,1)$,且假定这一概率不管在农村还是在城市都是相同的。那么在第 t 期,城镇医疗保险覆盖范围内的农民工的期望收入为[①]:

$$Y_u(\gamma,\alpha_u,t,d)=\begin{cases}(1-\gamma)(Y_u(t)-\alpha_{1u})+\gamma(Y_u(t)-d+\alpha_{2u}), & \alpha'_{2u}\geqslant\dfrac{\alpha_{1u}}{\gamma}\\[2ex]Y_u(t)-\gamma d, & \alpha'_{2u}<\dfrac{\alpha_{1u}}{\gamma}\end{cases}$$

$$(6\text{-}2)$$

类似地,对于农村医疗保险覆盖范围内的人来说,将上述所有代表城镇的下标“u”相应地替换为代表农村的下标“r”,则其期望收入为:

$$Y_r(\gamma,\alpha_r,t,d)=\begin{cases}(1-\gamma)(Y_r(t)-\alpha_{1r})+\gamma(Y_r(t)-d+\alpha_{2r}), & \alpha'_{2r}\geqslant\dfrac{\alpha_{1r}}{\gamma}\\[2ex]Y_r(t)-\gamma d, & \alpha'_{2r}<\dfrac{\alpha_{1r}}{\gamma}\end{cases}$$

$$(6\text{-}3)$$

引入式(6-2)和式(6-3)后,式(6-1)可以拓展为:

---

① 根据理性人假设,只有参保收益大于不参保收益时,农民工才会选择参保。在两者收益相等时,本研究假定农民工选择参保。

$$V(0) = \int_{t=0}^{n} \left[p(t)Y_u(\gamma, \alpha_u, t, d) - Y_r(\gamma, \alpha_r, t, d) \right] e^{-n} \, dt - C(0)$$

$$(6\text{-}4)$$

式(6-4)表明,参加城镇与农村基本医疗保险对农民工在两地的预期收入具有直接影响,而该影响不仅与两种医疗保险的制度安排有关,还会因农民工自身状况的不同而有所变化。但是,参加城镇医疗保险有助于提高农民工在城市打工的预期收益,并吸引其向城镇迁移或留在城市,因此对其产生一定的"吸纳效应";相反,参加农村医疗保险有助于提高农民工在农村生活的预期收益,并提高其返乡或留守农村的概率,因此对其产生一定的"拉回效应"。在以上模型中,"吸纳效应"与"拉回效应"同时存在的必要条件是 $\gamma\alpha'_{2u} \geqslant \alpha_{1u}$ 且 $\gamma\alpha'_{2r} \geqslant \alpha_{1r}$。这意味着,两种效应的存在与大小不仅受到城镇与农村医疗保险参保条件、报销金额、自垫金额等制度因素的影响,还受到农民工自身健康、收入状况、贴现率、预期打工时间等一系列其他因素的影响。

6.2　经济计量模型

6.2.1　基础模型

基于以上理论模型,本研究的经验分析部分将利用经济计量模型和微观调查数据来检验中国城乡二元医疗保险制度对农村劳动力的"吸纳效应"和"拉回效应"。根据式(6-4),农民工的返乡决策方程可表示为:

$$Y = a_0 + a_1 \text{nrcms} + a_2 \text{urbins} + a_3 X + \mu_0 \qquad (6\text{-}5)$$

其中,Y 代表农民工的返乡迁移意愿;假设该意愿受到城乡二元医疗保险结构的影响,因此,模型中的关键解释变量为 nrcms 和 urbins,分别表示该农民工是否参加了农村医疗保险（新农合）和城镇医疗保险（城职保或城居保）；向量 X 则包括了除医疗保险之外的其他影响因素，包括农民工性别、民族、年龄、婚姻状况、受教育程度、被调查农民工的实际工资水平、自评健康状况等；μ_0 为随机扰动项。根据理论模型的结论，参加新农合将增加农民工返乡的预期收益或福利，使其返乡意愿更为强烈，而参加城镇医疗保险将降低农民工的返乡意愿。

6.2.2　估计方法

本研究将以式(6-5)作为基础模型，采用普通线性回归方法对其进行估计。[①]

在式(6-5)所示的回归模型中，某些不可观测的因素（例如个人能力、偏好等）可能会同时影响受访者迁移和参保决策，使得随机扰动项与 nrcms 和 urbins 这两个关键变量具有相关性，从而导致内生性问题。为了避免由内生性引发的估计偏误，本研究按照 Wooldridge(2010)、Roodman(2009)的方法，采用以下递归联立方程(Recursive Simultaneous Equations，RSE)模型进行估计：

$$Y = a_0 + a_1\,\text{nrcms} + a_2\,\text{urbins} + a_3 X + \mu_1 \qquad (6\text{-}6)$$

$$\text{nrcms} = \beta_0 + \beta_1\,\text{nrcms\_avg} + \beta_2 X + \mu_2 \qquad (6\text{-}7)$$

$$\text{urbins} = \lambda_0 + \lambda_1\,\text{urbins\_avg} + \lambda_2 X + \mu_3 \qquad (6\text{-}8)$$

其中，式(6-6)代表农民工的返乡决策方程，而式(6-7)和式(6-8)则分别代

---

① 由于返乡决策为离散变量，一些文献采用离散选择模型进行分析。但是，Ferrer-i-Carbonell and Frijters(2004)研究指出，在关于心理测评指标的经验分析中，此类模型的估计结果与使用 OLS 估计方法的传统线性回归模型相差不大，且考虑到有序 Probit 模型难以解决内生性解释变量的问题，因此，此处和下文递归联立方程模型中农民工返乡决策方程都采用线性回归模型。

表农民工参加农村和城镇医疗保险的决策方程,随机扰动项 μ_1、μ_2 和 μ_3 服从联合正态分布(分布的期望值为 0,协方差矩阵用 $\sum$ 表示)。在一般情况下,式(6-6)—(6-8)所示的联立方程可以使用全信息极大似然估计(Full Information Maximum Likelihood,FIML)方法进行估计。为了增强识别的效度,本研究对以上联立方程系统施加了排除性限制条件(Exclusion Restrictions),即在式(6-7)和式(6-8)中分别添加外生工具变量,从而排除式(6-6)中农民工参保行为内生性的干扰。适当的工具变量应当符合如下条件:其一,工具变量应该与内生解释变量(即农民工是否参加农村或城镇医疗保险)高度相关;其二,相对于式(6-7)中被解释变量(农民工的返乡迁移意愿)来说,工具变量是外生的,即它与随机扰动项 μ_1 不相关。根据该条件,本研究分别选取受访者所在调查点农民工新农合参保率(nrcms_avg)及城镇医疗保险参保率(urbins_avg)作为式(6-7)和式(6-8)中的工具变量。[①]

6.3　数据及描述性统计

6.3.1　数据

1. 数据来源

本研究使用的数据来自北京大学经济学院"2011 年在京进城务工人

---

① 参考以往文献的做法(例如 Bhattacharya et al., 2003;Card,1993;Currie and Cole,1993;Goldman et al., 2001;Pan et al., 2013),本研究选择该工具变量的原因为:第一,该变量反映了两种保险在相应调查点的普及程度,而由于信息共享及社会网络等因素的作用,地区参保率往往与农民工的个体参保行为高度相关;第二,作为地区层面的变量,地区参保率相对于个人的返乡行为而言具有一定的外生性——当其他条件(例如工作性质、工资待遇等)保持不变时,一种保险在调查点的普及程度很难对个人的迁移行为产生直接影响。

员就业与健康状况调查"，调查时间为 2011 年 10—11 月，调查对象为北京市八个城区①20 个调查点具有农业户籍的外来务工人员（农民工），调查问卷涵盖了受访者的基本信息、身体健康状况、医疗服务的使用以及培训、就业、迁移等一系列问题。该调查按地图抽样框分层次随机抽样，在每个调查点随机抽取约 90 名进城务工人员，全部采用访谈方式，由调查员填写问卷信息。调查完成后，由调查团队统一负责数据录入，每位调查员随机获取其他调查员的问卷，并严格按照实际情况录入。数据经过汇总后由第三方进行审查和数据清理，确保调查数据的完整性和准确性。该调查最终获取 1 486 个有效样本。

2. 变量选择

本研究主要考察参加农村和城镇医疗保险对农民工返乡意愿的影响，因此，本研究重点关注的三个变量：农民工返乡迁移意愿、参加新农合情况和参加城镇医疗保险情况。其中，对农民工返乡意愿的衡量直接来自问卷中的问题："您未来关于返乡的打算是什么？"该问题的回答选项，按照返乡意愿由弱到强排序依次是："绝不回乡，要在城里定居"；"等干到老了再回家乡养老"；"再干几年就回家乡生活"；"准备一两年内返乡"；"目前已经在做返乡准备"。关于农民工参加医疗保险的情况，可以通过问卷中"您目前拥有的医疗保险有几种（可多选）？"这一问题进行识别。该问题区分了新型农村合作医疗（新农合）、城镇职工基本医疗保险（城职保）、城镇居民基本医疗保险（城居保）、其他保险（例如商业保险等）和没有任何保险五种情况。基于此，本研究可建立是否参加新农合虚拟变量，

---

① 这八个区包括朝阳区、东城区、西城区、昌平区、石景山区、原崇文区、海淀区、丰台区，每个区有 2—3 个调查点。

同时将城职保和城居保的参保情况综合考虑,建立农民工是否参加城镇医疗保险虚拟变量。

除以上变量外,本研究在模型中还引入了其他影响劳动力迁移的因素。其中,人口学变量包括受访者性别、民族、年龄、婚姻状况、在农村的家庭成员人数等,社会经济变量包括受访者受教育程度(用受教育年限衡量)、工作性质(是否为正式就业)、工资收入等。另外,为了衡量健康对农民工迁移决策的影响,本研究还引入了农民工个人自评健康状况。基于此,剔除变量缺失的样本后,本研究最终使用的农民工样本为 1 183 个,其中,参加新农合的农民工样本 862 个,参加城镇医疗保险的农民工样本222 个(部分农民工同时参加了新农合与城镇医疗保险),没有参加任何城乡基本医疗保险的农民工样本 202 个。

6.3.2　描述性统计

表 6-1 列出了变量的定义及均值。根据表 6-1,农民工群体在总体上更倾向于在城镇工作几年后返乡,而参加了新农合的农民工群体,其返乡意愿明显更强。此外,农民工群体参加新农合的比例较高,达到了 72.9％。与此相比,农民工参加城镇医疗保险的比例较低,只有 18.8％。其原因是,一方面,大部分农民工难以进入城镇正式部门就业,从而无法参加城职保;另一方面,城居保的自付费用比例较高,很多农民工对该政策缺乏了解,因此限制了其参保意愿。从表 6-1 可知,有 17.1％的农民工没有参加任何形式的城乡基本医疗保险。

表 6-1　变量的定义与均值

变量名	变量定义	全部样本	参加新农合的子样本	参加城镇医保的子样本	没参加城乡基本医保的子样本
返乡意愿	绝不回乡,要在城里定居＝1;等干到老了再回家乡养老＝2;再干几年就回家乡生活＝3;准备一两年内返乡＝4;目前已经在做返乡准备＝5	2.5131 (1.0590)	2.5789 (1.0111)	2.2928 (1.0888)	2.4109 (1.1905)
参加新农合	是否参加新农合(是＝1,否＝0)	0.7287 (0.4448)	1.0000 (0.0000)	0.4640 (0.4998)	0.0000 (0.0000)
参加城镇医保	是否参加城镇医疗保险(是＝1,否＝0)	0.1877 (0.3906)	0.1195 (0.3246)	1.0000 (0.0000)	0.0000 (0.0000)
未参保	没有参加新农合或城镇医疗保险(是＝1,0＝否)	0.1708 (0.3765)	0.0000 (0.0000)	0.0000 (0.0000)	1.0000 (0.0000)
男性	是否男性(是＝1,否＝0)	0.5300 (0.4993)	0.5360 (0.4990)	0.5360 (0.4998)	0.5248 (0.5006)
汉族	是否汉族(是＝1,否＝0)	0.9628 (0.1893)	0.9710 (0.1679)	0.9505 (0.2175)	0.9505 (0.2175)
年龄	受访时的年龄(单位:岁)	32.4818 (11.2620)	33.1671 (11.3571)	31.0901 (10.9731)	30.5000 (10.7492)
已婚	是否有配偶(是＝1,否＝0)	0.6298 (0.4831)	0.6775 (0.4677)	0.4910 (0.5010)	0.5050 (0.5012)
受教育年限	所受正规学历教育年限(单位:年)	9.4886 (2.9926)	9.2970 (2.8198)	10.7300 (2.9946)	9.3267 (3.3653)
工资收入	月工资(单位:元)	2 950.3 (5 718.7)	2 927.3 (6 397.5)	2 823.3 (2 532.5)	3 116.7 (3 700.7)
健康状况	受访者的自评健康状况,介于 0 与 100 之间,0 为最差,100 为最好	80.8107 (14.1374)	80.9350 (14.1517)	81.4865 (13.4735)	80.7129 (13.8534)
正式就业	是否在正规部门就业(是＝1,否＝0)	0.2265 (0.4188)	0.1821 (0.3862)	0.4910 (0.5010)	0.2475 (0.4326)

（续表）

变量名	变量定义	全部样本	参加新农合的子样本	参加城镇医保的子样本	没参加城乡基本医保的子样本
家庭留守农村人员数	留守农村的家庭成员人数（单位：人）	2.0025 (1.6883)	2.1740 (1.7060)	1.6081 (1.5294)	1.6881 (1.5825)
所在调查点新农合参保率	受访者所在调查点农民工参加新农合的比例	0.7067 (0.1041)	0.7210 (0.1040)	0.6901 (0.1111)	0.6729 (0.0902)
所在调查点城镇医保参保率	受访者所在调查点农民工参加城镇医疗保险的比例	0.1880 (0.1070)	0.1843 (0.0985)	0.2464 (0.1395)	0.1675 (0.0964)
样本量		1 183	862	222	202

注：括号中的数字为依调查点聚类调整后的标准差。

从表 6-1 还可以看出，全部农民工样本中，男性比例约为 53.0%，样本平均年龄为 32.5 岁，有 96% 以上的人为汉族，样本自评健康状况均值超过了 80 分（分数范围为 0—100）。在三个农民工子样本中，也存在类似的结构特征。在婚姻状况方面，有配偶者比例在全样本中达到 63%。在受教育程度上，全样本的平均受教育年限达到 9.49 年，参加城镇医疗保险的子样本的平均受教育年限则达到了 10.73 年，这是因为受教育程度更高的农村劳动力更容易在城镇正式部门找到工作，从而能够参加城职保。在从业状况上，全样本中仅有 22.7% 的农民工是正式员工，而这一比例在参加城镇医疗保险的子样本中达到 49.1%，明显高于参加新农合的子样本（18.2%）。在家庭成员分布上，全部农民工样本平均有 2 名家庭成员在农村生活，相比之下，参加新农合的样本有更多的家庭成员居住在农村。全部农民工样本的月平均工资为 2950.3 元，但工资情况在不同子样本之间差别较大，参加新农合或城镇医疗保险的农民工，其工资水平明显低于没有参加这两种医疗保险的农民工，这或许反映了作为非工资福利的医保待遇与工资之间的替代效应。两个工具变量的描述性统计显示，样本农民工所在调查点的新农合平均参保率为70.7％，这一比例低于参加新农合的子样本（72.1％），但高于参加城镇医疗保险的子样本（69.0％），说明社区参保率与个人参保概率具有一定的相关性。同样，城镇医疗保险的社区参保率在参加城镇医疗保险的样本农民工所在调查点达到24.6％，显著高于参加新农合的样本农民工所在调查点的参保率（18.4％）。

6.4　估计结果及解释

表 6-2 列出了本研究经济计量模型的估计结果，其中，第（1）列为式（6-5）的估计结果，第（2）—（4）列分别为递归联立方程模型式（6-6）—（6-8）的估计结果；最后，本研究又分别利用自评健康状况较差和健康状况较好的两个农民工子样本对递归联立方程模型进行估计，并列出了递归联立方程模型中式（6-6）的估计结果，分别如第（5）列和第（6）列所示。

表 6-2　经济计量模型估计结果

	（1） 返乡意愿	（2） 返乡意愿	（3） 参加 新农合	（4） 参加 城镇医保	（5） 返乡意愿	（6） 返乡意愿
参加新农合	0.1541**	0.1534**	—	—	0.2173**	0.0926
	(0.0769)	(0.0781)	—	—	(0.1056)	(0.1179)
参加城镇医保	−0.1131	−0.1081	—	—	−0.0513	−0.1591
	(0.0872)	(0.0895)	—	—	(0.1231)	(0.1304)
男性	0.0174	0.0205	−0.0026	−0.0082	0.0571	−0.0258
	(0.0605)	(0.0605)	(0.0250)	(0.0211)	(0.0835)	(0.0879)
汉族	−0.2780*	−0.2539*	0.1324**	−0.0387	−0.2047	−0.2755
	(0.1543)	(0.1535)	(0.0650)	(0.0551)	(0.2505)	(0.1942)

（续表）

	（1）返乡意愿	（2）返乡意愿	（3）参加新农合	（4）参加城镇医保	（5）返乡意愿	（6）返乡意愿
年龄	−0.0681***	−0.0721***	−0.0124	0.0153**	−0.0893***	−0.0430
	(0.0211)	(0.0209)	(0.0085)	(0.0072)	(0.0266)	(0.0346)
年龄的平方	0.0008***	0.0008***	0.0001	−0.0001	0.0010***	0.0005
	(0.0003)	(0.0003)	(0.0001)	(0.0001)	(0.0003)	(0.0005)
已婚	0.0444	0.0794	0.1378***	−0.1086***	0.0897	0.0470
	(0.0975)	(0.0959)	(0.0395)	(0.0335)	(0.1377)	(0.1342)
受教育年限	−0.0357***	−0.0388***	−0.0025	0.0180***	−0.0286*	−0.0499***
	(0.0110)	(0.0110)	(0.0046)	(0.0039)	(0.0150)	(0.0161)
工资收入	−1.23 E-05**	−1.24 E-05**	−6.06 E-07	−2.07 E-07	−2.57 E-05***	−5.71 E-06**
	(4.86 E-06)	(4.87 E-06)	(2.16 E-06)	(1.83 E-06)	(8.64 E-06)	(2.41 E-06)
健康状况	−0.0042**	−0.0041**	0.0011	0.0001	−0.0080***	0.0115
	(0.0020)	(0.0020)	(0.0009)	(0.0007)	(0.0030)	(0.0087)
正式就业	−0.0903	−0.1418*	−0.120***	0.2188***	−0.1251	−0.1498
	(0.0857)	(0.0803)	(0.0314)	(0.0270)	(0.1126)	(0.1148)
家庭留守农村人员数	0.0915***	0.1004***	0.0414***	−0.0238***	0.0994***	0.0956***
	(0.0176)	(0.0175)	(0.0073)	(0.0062)	(0.0226)	(0.0276)
所在调查点新农合参保率	—	—	0.8166***	—	—	—
	—	—	(0.1204)	—	—	—
所在调查点城镇医保参保率	—	—	—	0.7278***	—	—
	—	—	—	(0.1002)	—	—
常数项	4.4969***	4.6326***	0.0497	−0.3593**	5.0965***	2.8548***
	(0.4357)	(0.4292)	(0.196)	(0.1490)	(0.5653)	(1.0757)
拟合优度(R^2)	0.0739	0.0734	0.1132	0.1716	0.1021	0.0631
样本量	1 183	1 183	1 183	1 183	642	541
工具变量显著性检验						
F		$F(1,1171)=45.99$***			$F(1,1171)=52.72$***	
prob$>F$		0.0000			0.0000	
工具变量外生性检验						
F		$F(1,1181)=0.34$			$F(1,1181)=0.35$	
prob$>F$		0.5592			0.5517	

注：括号中的数字为依抽样点聚类后的稳健标准误；***、**、*分别表示在1％、5％和10％的水平显著；"—"表示无估计值。

6.4.1　返乡意愿影响因素

1. 城乡医疗保险的影响

表 6-2 中，第（1）列的估计结果显示，在控制了其他可观测变量的条件下，参加新农合对农民工返乡迁移有显著的促进作用，与未参加医疗保险的农民工相比，参加新农合将使农民工的返乡意愿提高 0.154，相当于在现有平均水平上提高 6.13%[①]，体现了农村医疗保险对农民工返乡流动的"拉回效应"。此外，参加城镇医疗保险虽然对农民工返乡意愿产生了负向影响（系数估计值为 −0.113），但该影响在统计意义上并不显著，表明城镇医疗保险并没有对农民工继续留在城市产生"吸纳效应"。

2. 其他因素

除城乡医疗保险以外，农民工的返乡意愿还受到其他因素的影响。身体健康状况良好的农民工更倾向于留在城市，这与其他文献的研究结果一致（例如 Du *et al.*，2004；Zhao，1999；Rozelle *et al.*，1999；张晓辉，1999）。年龄对农民工返乡意愿的影响表现为正"U"形曲线：在大约 44 岁之前，随着年龄的增长，农民工更倾向于留在城市；而在 44 岁之后，由于体力衰减等原因，年龄的增长将使农民工更倾向于返回农村。这与秦雪征和郑直（2011）的研究发现类似。受教育年限对农民工返乡意愿产生了显著的负向影响，说明受教育程度较高的农民工在城镇地区可以找到更好、更稳定的工作，因此更有信心留在城市继续发展。在收入方面，农民工城镇工资水平的提高将导致其返乡意愿显著降低，从而验证了托达罗模型所提出的经济因素对劳动力迁移决策的影响，这也与已有经验研

---

①　该边际影响为系数估计值与农民工返乡意愿均值的比值（（0.154/2.5131）×100%≈6.13%），下面的计算同理。

究的结果一致(例如 Lin *et al*.，2004；Zhao，1999)。模型估计结果还显示，汉族农民工更倾向于留在城市，这可能与城镇地区的民族适应性等因素有关。此外，家庭留守农村人员数增多会增强农民工的返乡意愿。

表 6-2 中第(2)—(4)列是递归联立方程模型式(6-6)—(6-8)的估计结果。从中可以看出，在考虑参保行为的内生性后，新农合对农民工返乡迁移的拉动作用依然在 5% 的水平上显著，参加新农合将使农民工的返乡意愿在现有平均水平上提高 6.09% 左右。同时，模型估计结果也显示，参加城镇医疗保险对农民工返乡迁移的阻碍作用依然不显著。这表明，当排除了个体参保行为的内生性后，参加城镇医疗保险对农民工的迁移决策依然没有形成明显的"吸纳效应"。其原因可能在于目前的城镇医疗保险尚未对参保农民工提供有效的保障，从而制约了医疗保险作用的发挥，使其在农民工市民化的过程中没有体现应有的效果。与第(1)列相比，除正式就业这一变量外，第(2)列中其他解释变量对农民工返乡意愿的影响在系数大小和显著性上均无明显变化。而在使用工具变量后，正式就业对农民工返乡迁移意愿的影响由不显著变为在 10% 的水平上显著，说明在解决了内生性问题后，在正规部门就业将显著增强农民工留在城市的意愿。同时，在第(3)列和第(4)列中，针对工具变量显著性所做的 F 检验的统计值分别为 45.99 和 52.72，远远大于相关文献推荐的 $F=10$ 的标准(参见 Stock *et al*.，2002)，显示了工具变量与农民工参保行为之间存在较强的相关性。参照 Wooldridge(2002)提供的方法，本研究对工具变量的外生有效性进行了间接检验(用第(2)列的残差项对工具变量进行回归)，结果显示，两个工具变量在 10% 的水平上均不显著(p 值分别为 0.56 和 0.55)，表明工具变量与回归残差项之间的相关性较弱，从而增强了本研究对工具变量有效性的信心。

6.4.2　健康状况对参保者返乡意愿的影响

在利用全样本进行分析后，本研究还分别对自评健康状况较差（自评健康得分低于全样本平均数 80）及较好（自评健康得分高于 80）的农民工子样本进行了分析，所得模型估计结果为表 6-2 中第（5）列和第（6）列。模型估计结果显示，参加新农合对健康状况较差的农民工的返乡迁移有很明显的"拉回效应"，其影响在 5% 的水平上显著，且其系数估计值（0.217）远高于对全样本的系数估计值（0.153）。相比之下，参加新农合对健康状况较好的农民工的返乡迁移并没有产生显著影响，这是因为该群体医疗需求较低，其就业地域选择不易受到医疗保险政策的影响。另一方面，无论健康状况如何，参加城镇医疗保险对农民工的返乡意愿都没有显著影响，这再一次反映了城镇医疗保险对农民工群体"吸纳效应"较弱的现实。

6.5　结论与政策启示

6.5.1　城乡二元医疗保险结构影响农民工返乡意愿

中国在 2009 年以后逐步建立了以政府为主导、社会统筹与个人账户相结合的新型基本医疗保险制度。由于农村医疗保险和城镇医疗保险在保障力度和管理体制方面具有相对独立性，中国的基本医疗保险体系呈现出"城乡二元性"特征。通过研究可以发现，我国农民工的返乡意愿受到城乡二元医疗保险的影响。这一保险结构改变了农民工就业地域的选择，产生了一定程度的"吸纳效应"和"拉回效应"。

1. 城乡医疗保险改变农民工就业决策

农民工在现行的医疗保险体系中的双重参保资格虽然为其参加社会保险提供了更多选择,但也给农村劳动力的城乡流动带来了新的问题。本研究考察了城乡二元医疗保险结构对农民工返乡意愿的影响。首先,本研究在托达罗模型中引入劳动者对医疗保险的参保行为,建立了城乡二元医疗保险制度下的劳动力迁移模型。通过模型分析得出结论:参加城乡医疗保险可以改变农民工对在城镇还是在农村工作的预期收益,由此对其留在城镇或返回农村就业的决策产生影响。

2. 新农合与城职保、城居保的"吸纳效应"和"拉回效应"

其次,本研究利用 2011 年在京进城务工人员就业与健康状况调查数据,估计了参加农村医疗保险(新农合)和城镇医疗保险(城职保或城居保)对农民工流动就业分别产生的"拉回效应"和"吸纳效应"。模型估计结果表明,农村医疗保险的"拉回效应"比较显著,相对于非参保农民工而言,参加新农合将使农民工返乡意愿在平均水平上提高 6.09%;相比之下,城镇医疗保险对农民工的吸纳效应并不显著。

究其原因,新农合较低的参保条件和较高的政府补贴使其在农村人口中得到较快普及,但它要求参保者在原住地就医报销的地域限制却阻碍了农村劳动力外流,并对城镇农民工产生了显著的"拉回效应"。这一"拉回效应"并非实施新农合政策的初衷,但是,它改变了农民工群体对城乡相对收入的预期,因此在客观上对其迁移决策产生了影响,这一影响也为本章的经验研究所证实。此外,城职保较高的参保条件和城居保较高的参保费用及自付比例使得大多数在城镇就业的农民工难以企及,降低了城镇医疗保险对他们的吸引力,阻碍了农民工市民化进程。对于已经参加城镇医疗保险的农民工来说,已有研究发现,他们对医疗服务的利用率也相对较低,自我医疗倾向明显(秦雪征等,2012)。这是由于目前城镇医疗保险(尤其是城居保和部分城市的农民工专项医疗保险)对农民工的保障力度不高,缺乏完善的门诊费用报销机制,因此,医疗服务的可及性在参保农民工群体中并没有得到有效提高。同时,各种医疗保险制度之间缺乏统一的衔接安排,无法适应农民工自身的高流动性,使得医疗保险体系呈现碎片化的特征。这种医疗保险关系的"不可携带性"给农民工就医带来了诸多不便,在客观上削弱了医疗保险为他们带来的预期净收益。

6.5.2　新一轮医改方向

在新一轮医疗体制改革中,应当逐步破除医疗保障制度的地域分割性,加快城乡二元医疗保险制度的一体化进程。同时,应该继续深化对现有城乡基本医疗保险制度的改革:一方面,逐步取消新农合等医疗保险对异地参保就医的限制,使农村劳动力享有的基本医疗保障的权益不再受到就业地域的限制;另一方面,逐步扩大城镇医疗保险中农民工群体的参保率,适当降低其参保门槛,并提高对参保个体的保障水平。这样才能保障城镇农民工的基本社会福利,有助于改善其生活和就医条件,促使其自由流动,最终实现农民工群体的市民化。

第7章 结论与政策建议

7.1 结论——新型医疗保障体系下农民工参保效果显著

随着城职保、城居保及新农合等政策在全国范围的推广，我国在2010年初步建立了具有中国特色的新型基本医疗保障体系。在该体系中，流动于城镇与农村之间的农民工群体是医保覆盖的薄弱环节。虽然他们可能同时具有一种或几种保险的参保资格，但是制度因素和自身经济条件的限制使其参保率明显低于其他人群，成为医保夹层中的弱势群体。近年来，农民工的医疗和健康状况越来越多地受到社会重视。中央政府在新医改方案中明确指出要妥善解决农民工的基本医疗保险问题，各地方政府也相继把农民工纳入到现有的医疗福利体系中。自2009年新一轮医疗体制改革实施以来，我国一直致力于建设以政府为主导，由政府、社会、个人共同参与的新型基本医疗保障体系。这项工作目前已经取得阶段性的成功，通过城镇职工基本医疗保险（城职保）、城镇居民基本医疗保险（城居保）、新型农村合作医疗（新农合）和城乡医疗救助等政策，逐渐覆盖了城镇正规就业人口、城镇非就业人口、农村人口和城乡困难人群。在这一多维医疗保障体系下,先前处于制度边缘的农民工群体也得以被纳入医疗保险,从而对其医疗行为、健康状况与就业地域选择产生了深远影响。本书使用卫生经济学中规范的 3A 评估框架,通过文献梳理、背景分析、理论建模和实证检验,对新型医疗保障体系在广大农民工群体中产生的作用进行了深入研究。通过总结主要结果,我们得出了以下结论:

7.1.1　医疗保险在促进医疗服务可及性方面具有明显作用

我们的研究发现,在现有的医疗保险平台中,城职保和新农合在解决农民工"看病难、看病贵"的问题上发挥的作用最为明显:与未参保农民工相比,城职保与新农合分别降低了参保者的门诊费用自付比例,提高了其对预防性医疗(体检)的利用率及整体自评健康水平。这与两种保险制度建立时间长、保障范围广、筹资补贴制度完善等因素有着密不可分的关系。同时,城居保、商业保险和其他保险在促进预防性医疗的可及性方面也具有明显的作用:数据显示,这三种保险将分别使参保农民工在一年中的健康体检次数平均增加 0.1—0.2 次。

7.1.2　医疗保险改善了农民工的医疗和健康状况

进一步的检验发现,医疗保险的影响机制有赖于对参保者健康意识的促进作用:与未参保者相比,城居保和商业医保的参与者主动了解健康知识的概率平均提高了 80.6% 和 33.1%,而城职保、新农合和其他医保也分别将此概率提升了 65.2%、60.9% 和 25.2%。然而,研究结果同样反映出,目前各种社会医疗保险项目并未能从根本上改善农民工的健康状况,也并未能有效促使其患病后到正规医疗机构就诊,因此政策效果不容乐观。究其原因,一方面是目前具有城乡二元性的医疗保险体系在异地参保就医等制度上衔接不完善,医保区域"碎片化"严重,无法满足农民工这一流动性群体的需要,影响了其参保率;另一方面是城居保、新农合及地方性的保险制度现阶段还是以保大病为主,瞄准的重点是进城农民工的住院医疗问题,所以对门诊服务具有较高的自付费用比例,这直接导致了农民工在生病后具有明显的自我医疗倾向,限制了其对正规医疗资源的使用,影响了医疗保险对其健康水平的促进作用。

7.1.3 医疗保险对农民工的劳动迁移行为产生深远影响

本研究发现,在城乡二元医疗保险制度下,农民工被赋予的双重参保资格对其跨城乡劳动力流动能够产生潜在影响:以新农合为代表的农村医疗保险所具有的"拉回效应"可能使一部分对医疗需求较高的农民工提前返乡,而城镇医疗保险所具有的"吸纳效应"则可能促使更多农民工留在城市。基于托达罗城乡迁移的理论框架和大规模全国性入户调查数据,我们对以上两种效应的存在及大小进行了检验。结果显示,参与新型农村合作医疗明显增加了农民工的返乡意愿,使其返乡倾向比现有水平提高 36.4%;同时,新农合制度的实施明显减弱了农村劳动力外出务工的倾向,可使农户外出务工的概率下降 3.52%。这是因为,新农合的社会保障作用具有明显的地域分割特性,极大地影响了劳动者对就业区域的选择,从而影响了劳动力的跨地区和跨城乡流动。此外,我们发现以城职保、城居保为主体的城镇医疗保险对农村劳动力的"吸纳效应"却并不显著,这是因为现阶段城镇医疗保障体系在制度安排及保障范围方面的缺陷(如较高的参保条件和自付费用比例)限制了农民工的保障水平和享受城镇医疗资源的能力,使其对农民工的返乡行为没有起到预期的影响,在一定程度上阻碍了农民工城市化的进程。

总的来说,虽然我国现有的医疗保险体系对于改善农民工医疗保险状况发挥了重大的作用,然而与政策施行前的预期效果相比,这样的结果还不甚令人满意。由于参保率较低以及制度匹配不合理、衔接不完善等原因,目前各种社会医疗保险项目尚未能有效促使农民工患病后到正规医疗机构就诊,也未能从根本上改善农民工的健康状况,因此政策效果不容乐观,政策调整的潜力很大。

在过去的 20 年中,我国致力于在社会养老、医疗保障等重大民生项目上进行大规模的推广和改革,取得了令世界瞩目的成就,多维的社会保障体系已初步形成。但是多种新制度的同时快速推行和各地不同的改革模式,也为如何建立社保体系的内在联系以及加快制度之间的内部整合提出了新的挑战。随着社会保障体系的扩展,无论是在医疗保险、养老保险或社会综合救助等单项制度内部,还是在不同制度之间,都出现了兼容性和连续性不强的问题。只有解决好这些问题,才能建立一个整体上协调一致的社会保障体系,而不只是各部分的简单叠加。① 只有对社会保障的总体目标及其内涵的社会价值观有一个清晰的认识,才能有助于社会保障体系的统一。

为应对今后几十年我国在社会、经济、人口等方面的挑战,中国政府在未来的社会保障领域改革中需要力求:第一,在养老和医疗保险体系实现全覆盖,逐步整合不同人群(包括农村居民、城镇居民、农民工)和不同部门(包括政府、事业单位、企业、居民)的不同保障制度;第二,提高社保制度的统筹层次,力求在全国范围内对养老保险制度实现统筹管理,在省级或全国范围内实现对医疗保险的统筹管理,并进一步推动城乡基本保障项目水平的均等化;第三,养老和医疗保险筹资方面还需要依靠政府

---

① 世界银行和国务院发展研究中心联合课题组:《2030 年的中国:建设现代、和谐、有创造力的社会》,中国财政经济出版社,2013 年。

预算资金的大力帮扶,并适度发展民营资本进入社会保障领域;第四,除养老保险外,中国还需建立起良好的老年照料和长期照料服务体系。而农民工群体作为中国社会转型期的特有产物,他们在社会保障制度下的参与情况和效果也对整个领域改革的成败至关重要,下文将从短期和长期政策两个角度对当前农民工医疗保险制度的设计和完善提出建议。

7.2 短期政策——依靠现有的医疗制度改革调节农村劳动力流动

7.2.1 进一步完善新农合与城居保

通过本书的研究可以发现,现有的医疗保险并没有完全发挥出应有的效果。比如,它们没有显著改善医疗服务的可及性,无法扭转农民工自我医疗倾向等,实际效果不是很理想。这就需要进一步完善现行的医疗保险体系。

1. 取消新农合无法异地报销的限制

新农合所具有的"枷锁效应"与"拉回效应",自其施行之日起便已被政策分析者发现。究其原因,其对于在原参保地就医的要求,显著地加大了对农民工异地就医的限制。由于中国大多数地区没有实行联网报销制度,所以对于远离家乡在外打工的农民工们来说,一旦在打工地就医,产生的费用很难顺利地报销,甚至在与户籍所在地同省的城市依然如此。即便是有的省市允许异地就医,报销也必须要回本地进行,而医疗费用也需要患者先期垫付,这无疑加重了患病农民工的医疗经济成本,而异地就医回乡报销的报销比例、报销病种及报销药物的地区差异,也使得众多农民工对于看病可能带来的花费很难预期。此外,异地就医回乡报销更有转诊证明、就医医院等级证明等诸多手续上的限制以及存在往来路费、损失的工资收入等直接和间接经济成本。繁琐的手续和高额的成本使得很多需要在工作地"异地就医"的农民工对保险政策产生了抵触心理,限制了其对医疗资源的利用。当一位农民工因为其自己或者是其相熟之人的某一次病患没有得到很好的报销体验时,便会对新农合政策产生怀疑,于是医疗负担便可能成为其迁移决策中的重要考量因素。

对于"农民工"这一因地域流动性而被定义的群体而言,如果无法很好地实现异地就医,无疑会使其在进行迁移选择时顾虑甚多。尤其是对于年龄稍大或者身体健康状况略差者,他们出于对未来可能患上疾病从而带来高额医药费的预期,可能会倾向于在家务农而非外出务工。而对于在外工作的农民工而言,如果罹患疾病,出于对庞大的医疗费用的恐惧和报销手续的繁杂,则可能选择回乡治疗,而非继续留在其就业的城市。如果在病情不严重且尚能坚持的情况下,农民工们则更多会选择自我治疗或放弃治疗。在这种情况下,新农合作为医疗保险制度势必无法有效提高农民工的实际医疗保障水平以及农民工对于医疗资源的接触程度,更可能会因为其无法为异地就医的农民工节省医疗开支而完全无法发挥作用,进而使得农民工群体在做出迁移决策时有所顾忌,出现明显的"枷锁效应"与"拉回效应"。

就现阶段而言,新型农村合作医疗保险还是以区县为统筹单位的,每个地区的新农合管理办公室筹集报销资金,并制定相应的报销政策,比如报销医院、报销比例等。所以将新农合具体政策的制定权力交于各区县政府部门,必然会带来政策执行部门将有限的保险资金用来为其拥有本地区户籍的参保人员服务的结果。可以说,各县区各自为政,缺乏行政命令与资金统筹的威慑与保障,是导致新农合在绝大多数情况下无法实现异地就医报销的根本原因。

即便无法在更高层面进行统筹,对于解决新农合不可异地就医报销的问题也可以另辟蹊径。例如,可以在政策层面上承认新农合异地就医及异地报销的有效,并实行全国范围内报销病种、药物及比例的统一,继而扩大可报销的医疗机构的范围,便会有助于从根本上解决这个问题。当然,类似的改革措施至今没有实行,其背后一定有较大的阻力,反映了相关政策制定部门的利益博弈。

可喜的是,在流动人口异地就医结算的问题上,政策目前已经有了很大进展。《2016 年政府工作报告》提出,要"加快推进基本医保全国联网和异地就医结算"。为贯彻落实这一精神,切实解决异地就医报销的问题,国家卫生和计划生员委员会会同财政部于 2016 年 5 月联合制定了《全国新型农村合作医疗异地就医联网结报实施方案》(国卫基层发〔2016〕23 号),提出:"2016 年,完善国家和省级新农合信息平台,基本建成新农合异地就医信息系统,实现省内异地就医直接结报,开展新农合转诊住院患者跨省定点就医结报试点。2017 年,基本实现新农合转诊住院患者跨省定点结报。对全国推进新农合联网结报工作进行了具体部署。"这一方案的实施能够更好地推进农民工的医疗保障体系的完善。

2. 将城市化的农民工尽快纳入城镇医疗保险体系

提高农民工群体的参保率需要更为有效的激励措施。虽然已有诸多城市开展了医疗保险的"扩面"试点,将更多的农民工纳入城镇职工医疗保险体系,但进一步扩大城职保在农民工群体中的覆盖率仍将面临三方面挑战。第一,在当前的社会发展阶段,大多数农民工仍在社会的非正规部门就业,工作具有较强的流动性和间断性,并不符合城职保的参保条件。第二,即使有部分农民工在正规部门就业,与雇主签订了劳动合同,符合城职保的参保条件,但由于工作性质和社会身份的限制,他们对未来的生活预期往往会存在较大的不确定性,加之对政策细则的不了解,从而对保险这种具有长期收益的项目存在抵触情绪,降低了他们的参保积极性。第三,雇用农民工的企业大多是中小型企业,其自身运转都仍需要大量资金支持,企业也可能考虑到额外增加的劳动力成本而不愿为其参保和缴费。

新农合的制度缺陷会促使农民工流向城市的推力变小,与此同时,城镇医疗保险体系中所存在的问题也会使其对于农民工留在城市的拉力不甚明显,没有显著地发挥其本应存在的"吸纳效应",从而也在另一方面促使了城市内部"民工荒"现象的出现。所以,改革城镇医疗保险系统,扩大其参保范围,已是当务之急。

回顾前文,我们知道,虽然城镇医疗保险体系中的城职保和城居保在理论上可以覆盖全部的农民工。但是,城职保仅仅允许正式部门就业的农民工参保,占人口绝大多数的在非正式部门就业的农民工则无法享有这一保障;而允许非正式部门就业的农民工加入的城居保却是以个人缴费为主、政府补助为辅的,参保所需要的医保费用对于农民工而言也是一笔不小的开支,因此农民工的参保率很低,这两项医保种类并没有有效地覆盖城镇就业的农民工,从而没有发挥城镇医疗保险体系应有的"吸纳效应"。

许多农民工长期生活在城市之中,为城市企业工作,收入稳定且主要家庭成员都已在城市中生活。随着这些农民工的身份逐渐从城市边缘化的"流动式"打工者转变为城市永久居民,他们也会自然而然地要求享受更好的社会福利以保障其生活质量。因此,对于这一类的农民工,应该尽快将其纳入城镇职工基本医疗保险体系,让城职保成为能够获得的医疗保险种类,保证所有工作岗位的员工都能够享受到医保服务。只有这样,才可以合理划分城市与农村不同的社会保障体系,保证"同工同保"。同时,对具有同类型风险的工人使用相同的保障制度更容易维持保险体系的稳定。

还有许多农民工在城市中灵活就业或从事个体经营,将来并不准备回乡,处于"流动性打工者"和"城市永久性居民"的中间阶段。对于该类人群,应尽快出台灵活的城市就业人员医保方法。对此,可以使用城职保进行对接,将其纳入城职保的保障范围,但是缴费方式和缴纳比例需要更为灵活。由于这部分人大都处于青壮年时期,缴纳能力较高,将其纳入只会提高城职保的稳定性。此外,这一做法将不仅维护就业人员的医保权利,保障其健康,还能加速他们身份意识的转变,促进城镇化进程的加速。当然,对于该类流动性较强的农民工,为他们建立灵活的医疗保障制度,确实有一定的难度,除了政策上的创新以外,更需要信息化的医保账户管理方式和更高层次的医保报销统筹结构等进行支持。

此外,不能忽视的是作为农民工主体的就近务工人员或季节性打工的农民工,他们多数是城市中的"流动性的打工者"。由于他们一年中有大量的时间仍在农村中度过,且返回农村的次数较多,生活方式也更接近农村居民。所以,对于他们,显然仍需要适配输出地的新型农村合作医疗制度。但是,一旦他们需要在城镇医院进行就医,必须使其可以方便地报销医疗费用。由于目前我国的城镇医疗保障体系的容纳能力仍然有限,且城市居民保险和农村居民保险因为各种现实因素无法合并,因此只能如此。对于这一群体,由于其身份的双重性,只能以过渡性的医疗保障提高其抵抗疾病风险的能力,之后以扩大新农合覆盖面,实现城乡对接的方式改善其医保待遇。短期务工农民工的参保模式应针对其工作特点在现在施行的医保管理办法的支出上通过逐步改革来完善。当务之急是,需要对该类农民工的医疗参保按时间进行累计管理,保证累计连续缴费一定时间的农民工无论工作地点如何变化,都可以享受到相应的医保待遇,无须受到地域上的限制。同时,考虑到其工作可能并不稳定,允许其在缴费时出现一定的时间间隔,对于没有工作时没有交上的保费,允许后来补齐。当然,能否对跨区医保进行转移并异地续接,其中涉及不同地区如何调配医保资金等重大问题,只有中央政府出面协调才能完成。

此外,农民工的老年医疗保险也是一个无法回避的问题。中国的第一代农民工已经开始衰老,退休后的农民工老年医疗保险问题日益凸显。对于具备领取城市医保金条件且达到足够年限的农民工,则必须要保证其获得城市职工的老年医保待遇。但是,现在出台这些政策的城市的要求都比较苛刻,不仅大多数农民工无法受益,事实上满足条件的农民工也容易被诸多细节条框拒之门外。现阶段,需要做的是以逐步调整的方法实现农民工权利与义务的对等。而农民工的收入相对较低,又不可能完成城市职工的缴费额,完全接入城市职工保险是不现实的。对此,只能先设定最低缴费年限和相应的消费额,将最低缴费年限做适当的延长,延长部分缴纳的资金用于补贴老年医保资金。此外,应针对农民工工作时间不连续的特点,建立合理的医保缴费折算体系,将农民工不同时间断断续续缴纳的医疗保险按照公式进行合理的计算,转变为不同的、可选择的发放模式,并在适当情况下允许通过一次性补齐的方式补缴,以保证在保持医保基金稳定性的基础上,使老年农民工的健康状况得到保障。

3. 适度调节缴费比例、报销比例与报销疾病

从近年来的数据可以看到,不管是新农合还是城居保,其参保率在农民工群体中都没有到达应有的理想程度,而城居保的参保率尤其低下。要想发挥城镇医疗保险体系对于农民工的"吸纳作用",则必须要充分发挥城居保的影响力,让农民工充分享受其在医疗卫生方面的帮助。城居保的参保率之所以不高,究其原因还是其所需要缴纳的保费相对于农民工的实际收入过高引致的。与新农合以政府补贴为主不同,城居保采取

的是"个人缴纳为主,政府补贴为辅"的缴费方法;当农民工面临选择时,城居保将因为无法充分降低医疗负担而使其参保率受到影响。

农民工普遍经济条件较差,如果参保缴费过高,脱离实际,会丧失对其的吸引力,因此应适当降低其缴费负担,通过其他渠道将保费补齐。如果从企业层面入手,其可行性肯定不高,因为我国企业尤其是许多中小企业自身尚面临运行负担重、融资难等问题,此时进一步加大其医保支付负担,不但会严重影响其发展速度和发展后劲,还会促使其想方设法逃避缴费。更何况还有相当一部分农民工在城市中是依靠自我雇佣的方式来实现就业的,没有雇主企业可以依托。所以,对于城居保的完善而言,应该根据农民工和用人单位的承受能力,实行广覆盖、低费率的缴费原则,通过加大政府补贴的方式,降低农民工的缴费负担。

如何减少农民工医保中的个人自付比例,关键在于谁愿意为这一群体的医保缴费买单。农民工贡献于整个社会,因而这一任务落在政府的肩上是毫无疑问的。因此,各级政府每年都需要提取部分财政收入补贴农民工的医疗,并建立大病医保制度。当然,不同级别政府的支付比例应当结合其管理区域的经济发展水平和财政收入灵活确定。此外,在共付部分的共付率的设置上,中央政府应通过设置最低共付比率以照顾农民工的个人财政状况。对此,可以直接降低其个人支付的比例,设置不同费用范围和不同医疗机构类型的共付率。此外可以效仿德、法、北欧等社会医保经验丰富的国家和地区,为农民工办理医保注册证件,对各个城市农民实行个人身份管理,保证其在流动后依然可以获得可识别的医保待遇。此外,还需要设置农民工群体的自付总额上限,防止其因为经济条件而无法享受社会的医疗服务。

此外,由于大部分农民工仍属于青壮年,年龄相对较低,因而他们在遭遇疾病时一般以药房购药或者门诊花销为主。所以要使得当前的医疗保险体系有效降低其经济负担,则必须要增加对其在门诊花销方面的补助措施,增加报销疾病的种类,让城镇医疗保险体系真正地发挥医疗保险应有的保障作用。

　　总的来说,完善农民工医疗保险的思路,应首先保障其住院和大病花销,然后努力兼顾小病,在财政压力可承受的前提下,逐步扩大受益面。在我国当前的发展阶段中,如果完全把农民工等普通居民的门诊小病纳入保障范围,容易造成医保资金赤字和医疗资源浪费,只能将该类疾病的报销额度限定在封顶金额以内,同时保证起付线合适,在现有条件的基础上确保农民工获得最大的医疗保障,拒绝将这一群体排除在医保之外的思维,从而让社会全体享受到改革开放的成果,维护社会公平。

7.2.2　重视其他保障方式的补充作用

　　除了基本医疗保险以外,我们还应该建立更多形式的医疗保障制度,让它们共同发挥作用,使对农民工的医疗保障真正落到实处。

　　1. 建立针对特困农民工群体的、多方参与的医疗救助体系

　　自 20 世纪 90 年代以来,中国已经建成一大批社会保障项目,速度之快是国际上前所未有的,目前全国性社会救助体系已累计覆盖 7 000 多万人。这些项目包括城镇和农村居民养老保险,城镇职工的养老、失业、医疗、工伤和生育保险,以及其他一些配套改革①,但要进一步深化并落实各个社保领域的改革还有很长的道路要走。

　　在医保设计中,报销比例略低和报销存在封顶的制度设计使得身患较大疾病的农民工巨大的住院费用经报销后仍然存在庞大的个人自付金

---

　　①　世界银行和国务院发展研究中心联合课题组:《2030 年的中国:建设现代、和谐、有创造力的社会》,中国财政经济出版社,2013 年。

额。这往往超出了其支付能力，从而导致患者不得已中断正规治疗。因此，需要尽快建立起以政府、保险机构、企业和投保人之间的多方协作为基础的贫困民工医疗救助体系，以减少此类情形。

为改善农民工的医疗问题，不同的社会机构应结合自身优势，在不同的领域和层次上发挥不同的功能以形成互补。譬如，政府职能部门与民间 NGO 机构可以较多地为农民工实施法律帮扶；地方政府对遭遇重大疾病或意外伤害的农民工提供紧急援助行动；对于资金条件较好的大中型企业，可以在个人与企业共同集资的基础上，建立起具有帮扶性质的互助医疗基金，共同分担职工的疾病风险。

此外，针对农民工群体的特点，在农民工进入老年期后，可以积极探索"医养结合"的模式，更全面地保障农民工的身体健康。"医养结合"是一种有病治病、无病疗养，将医疗和养老相结合的新型养老模式，具体实施过程可以学习参照新加坡的"老年照护服务"。为了更好地保障医疗服务的可及性并提高医疗服务的质量，新加坡为那些有较多医疗服务需求且获得社会帮助十分有限的老年群体提供了一项名为"老年照护服务改革"的项目。该项目通过建立"整合服务管理机构"（Agency for Integrated Care），并在社会上招募受过专业医疗训练的护工或社工作为"专职服务协调员"。他们除了需要为老年人提供日常疾病护理，更主要的任务是为老年人及其家人提供专业的医疗保健知识，帮助老年群体正确认识自身的健康状况，并辅导他们正确应对突发的医疗事件（Wee，2014）。这一项目成为老年群体社会保障项目的重要环节。

这种老年照护项目的优势在于同时整合养老和医疗两方面的资源，将老年人健康医疗服务放在更加重要的位置。其特色在于，不仅提供医疗救助，更倡导疾病预防和健康生活，由专业护理人员照顾老年人的健康生活起居，提供持续性的生活照料和临终关怀服务。尤其是对于农民工群体而言,他们往往在青壮年时期从事高强度工作而容易引发慢性病和职业病,加之罹患疾病之后在医保体系不完善的当前形势下选择了自我治疗和拖延治疗等消极方式,往往会留下更多的后遗症,在老年时期往往需要较多的医疗服务。这种"医养结合"的模式能够更好地给予他们长期的医疗保障,同时整合了养老保险和医疗保险的资源,更好地保障农民工群体的老年生活。目前国内已有地区开始了这方面的探索,这些地区往往采用"资源整合"的模式来实现,由多层次的医疗服务机构提供服务,即"养老机构"与"医疗机构"在资金、人力资源、设备、技术等管理要素上的共享和协同。这些项目在筹资模式上主要基于"个人缴付＋医保缴付＋政府财政补贴"的筹资机制,监管制度则包括保险管理政策、审核政策、奖惩政策等。

2011 年,我国民政部宣布,在 18 个中央部委的协调努力下,将在未来几年加快推进社区社会工作,在专业社工的培养上加大投入。在 2016 年,民政部表示:全国范围内已初步建成一支 50 万人规模的社会工作专业人才队伍,到 2020 年,预计将达到 145 万人。这将对农民工老年照护项目的实施提供充足的人才保证。不过,在培训社工的同时,还需要解决他们工资低、缺乏职业发展前景的问题,正是由于这些问题导致很多接受了社会工作训练的人并不愿意从事这方面的工作。而在我国人口老龄化进程日益加快的严峻形势下,如何让老人们"有尊严地变老"并为他们提供更好的医疗养老服务是当前亟待解决的重要难题之一。就目前而言,主要需要尽快从以下几个方面采取措施:(1) 制定老年照护服务的未来发展规划,并重点解决老年照护项目的筹资问题。就目前来看,能用于照护项目的公共资金还比较有限,并且让政府"一手包办"养老项目中的所有开支也是不现实的。可以考虑在短期内允许多种所有制机构参与老年照护项目的建立,鼓励社会资本进入这个行业,实现服务供方的多样化。

这样一方面可以形成资金互补,另一方面也有利于促进市场良性竞争。(2)探索和推行农民工老年群体的长期照料保险(Long Term Care Insurance)。农民工作为慢性病和职业病的高发群体,在年老时对各种医疗服务的需求会大大增加,而他们能获得的社会帮助和经济支持往往较少。因此可以考虑将农民工群体作为发展老年照护项目的优先考虑对象,更好地解决他们的医疗养老需求。(3)走向医养结合的模式。该模式能够实现多种资源的共享和协调,依靠多种机构的多方面技能,提供一系列个性化服务,形成规模效应,以满足人们多样化的需要。

2. 重视商业医疗保险的补充作用

在市场经济的环境下,通过调动商业机构的力量解决重大问题是一个合适、合理的思路。虽然商业保险的"缺点"也是十分明显的,由于存在着利润最大化的营业目的,商业保险相比社会保险必然具有保险费用高且受保范围狭窄的问题。但是,商业保险却有其他保险种类无法企及的优势。其营业网点多,保险关系网络建设完善,商业形式灵活,可选择自由度大,能够完成农民工的保险异地转移等任务。此外,以商业保险作为社会保险的补充,对于轻微的门诊疾病,也可以采用灵活的报销手段予以及时的治疗,防止重病出现,同时增加社会保险运作的稳定性。然而,就目前来看,商业保险在农民工的医疗保险种类中的总占比极低,商业保险的职能作用无法发挥,农民工的医疗保险问题的顽疾就难以去除。而如果可以将商业保险公司加入到医疗保险的运作体系中,让其在政府监管下具体负责保险实施、赔付和资金管理,则可以充分地调动市场力量弥补政府行政成本较大的劣势,提高保险管理的效率,降低管理难度,从而进一步完善中国的保险市场,扩大保险覆盖范围,以达到提高农民工群体的医疗保障水平的最终目的。

因此,为调动商业保险的优势,应以社会医保为基础,承担底层风险,进而由商业保险公司以合作者的身份参与管理,探索出一条政策性商业保险的发展道路。其管理可以通过政府监管、保险公司以商业形式运作的方式完成。

商业健康保险公司经过多年的经营,已拥有了较为完善的服务体系。由于其服务网络覆盖城乡,所以利用商业保险以解决城乡医疗保险的转移续借问题是自然而合理的,并且可以有效地弥补政府医保跨区域管理困难的弱势,为农民工医保跨区域管理提供方便,并简化行政管理流程,方便农民工的参保与报销。此外,商业保险可以针对个体健康差异较大的农民工群体设计不同的险种,在保证保费与风险相一致的商业原则下,以差异化的缴费和理赔额度为该人群提供一定的投保自由度,解决其群体内部的复杂结构问题。最后,发挥商业保险的网络优势,跨区域实现全国范围的投保和理赔,从而保障保险资金在省际自由结算,减少交易摩擦,扩大保障范围,适应农民工的流动性。

所以,由于商业保险公司的先天优势,由其进行农民工群体医疗保险的具体运营工作,可以作为解决这一问题的一个思路。虽然,由于缺乏历史经验,这一方案可能存在的弊端还没有暴露,商业保险在实施过程中的道德风险和政策风险问题也无法避免,但是通过在操作中对不断出现的问题进行科学的分析和合理的解决,认真控制每一个可能的风险点,则一定会达到良好的效果。

3. 保障以劳动关系为基础建立的医疗保障关系

医疗保障能够顺利实施的一个最重要的前提是劳动合同的签订,由此才能建立以劳动关系为基础的医疗保障关系。可是,由于用人单位的刻意逃避及我国农民工群体法律意识的淡泊,劳动合同的签订率在农民工群体中仍然不高。2016年5月,国家统计局发布的《2015年农民工监测调查报告》显示,2015年农民工超时劳动情况有所改善,但签订劳动合同的比重下降。该报告显示,2015 年与雇主或单位签订了劳动合同的农民工比重为 36.2%,比上年下降 1.8 个百分点。其中,外出农民工和本地农民工与雇主或单位签订劳动合同的比重分别为 39.7% 和 31.7%,分别比上年下降 1.7 和 1.6 个百分点。农民工签订一年以下短期劳动合同的情况有所改善,比上年提高 0.3 个百分点。虽然有了一定的进步,但是总体并不太高的劳工合同签订率,给许多急功近利的用人单位以可乘之机,使其对职工医疗保障责任的逃避行为变得难以惩处。由于没有可用于维权的合同,之后一旦出现欠薪、工伤、慢性疾病等问题,农民工的维权之路必然变得异常艰难。所以,对于农民工群体的医疗保险问题,必须给予坚定的法律保障。不仅要加强对用工企业的监督管理,更急需通过普法教育增强农民工群体的法律意识,以《劳动法》捍卫其固有的合法权益。

此外,如果保证全社会都建立起以劳动关系为基础的医疗保障关系,那么农民工只需通过劳动合同,就可以通过用人单位以工作所在地的标准办理医疗保险,从而脱离户籍的桎梏。这将为进一步健全和稳定以劳动关系和职工职业为基础的医疗保障体系起到重要作用。

7.2.3　逐步增加农民工医保种类的可对接性与统筹层次

提升城镇居民保险对于农民工群体的吸引力并解决农村医疗保险可能存在的后顾之忧,无疑可以大大提高农民工进城的积极性。而这一问题的顺利解决则需要通过逐步增加农民工医保种类的可对接性与统筹层次来实现。如果我们能很好地完成这项工作,使农民工不会因为工作岗位的转变与工作地域的变化而丧失掉本该拥有的医疗保险,能将其所有的医疗保险福利顺利转移与对接,那么医疗保险问题则不会成为干扰农民工迁移的重要因素。以下是几种可行的做法:

1. 实行医疗保险的可转移管理

总的来说,我国现行的医疗保障制度由于没有实现城乡之间以及不同城市之间的有效对接,因此对于从外地转移到本地的农民工群体尚不能完全接纳。这导致农民工群体医保的可持续性差,难以实现长期覆盖和无缝续保的目标。以北京市为例,其大病统筹医保并不建立个人账户,只对当期做保,并不计算个人缴费年限,这一制度若不调整,则将来与城镇基本医疗保险、新农合接轨的条件则难以满足。而上海市的综合保险甚至无法使参保者与其之前的基本社会保险实现接续。在这种医保制度下,农民工不仅退保率高,并且在退保后无法获得工作单位的缴纳份额,只能拿到个人账户中自我缴纳的部分。所以,针对这一问题,应对现有的制度进行重新设计,保证统筹区域内农民工的医保账户做到完全衔接,确保农民工群体可以在不同保险管理体系下实现劳动力的自由流动。

（1）建立便于转移的个人账户。上述问题的解决关键在于能否设立全国统一且能够自由转移的个人社会保障账户。个人账户可以随着农民工的迁徙进入新的区域,继而按照当地的标准将之前的缴费折算转入其个人账户之中。所以,参保时间要在全国范围内统一认可,保持参保账户在发生地域转移时被连续计算。对于在外参加城职保的返乡农民工,应保障其医保关系可以无障碍转移,继续保障其参加统筹医疗保险。

对于这样的缴费形式有两种较为成熟的方案可供参考:第一种可以采取的方案是保费差额补缴。对于需要转入社会基本保险且具备一定经济能力的投保人,可以根据当时该地区职工的缴费基数确定一个每年5％—10％的比例补缴,补偿相应年限的基本医疗保费的差额,继而按照补偿后的医保缴费年限累计计算基本医疗保险。第二种方案更为灵活,允许参保人在参保一定时间后以折算缴费的方式重新选择参保模式,并可以折算参保年限,或者允许参保金额的结转和补缴。

基于以上思路,同样可以使用补缴保费差额或者折算缴费年限的方法实现保障形式本身的变化和空间的转移。具体而言,保费差额补缴的方式可以允许在外地参加当地新农合或者城居保的农民工回家乡后根据前一年度该地区的职工工资水平,以一定的比例在几年内补缴完成在外地缴费与本地形成的差额,从而以累计年限计算转移为本地的基本医疗保险。而折算缴费年限的方法则需要考虑农民工的实际情况,切实保护他们的利益,可以允许其选择在转换时以连续时间计算,或者以相应的折算金额计算。对于转换过程中出现的亏损,可以依靠社会统筹资金为该地区进行补贴。

(2)提高统筹层次,鼓励农民工两地同时参保。当前社会保险跨区域衔接难、转接难的一个重要原因是医保的统筹水平过低。名义上讲,医疗、失业、养老的统筹单位是省一级区域,但是在执行中许多地区的统筹水平只在各市甚至是县区级水平上。其中的原因不乏行政性的地方保护主义因素,地区官员为减少其辖区内的财政负担而设置障碍,以各种手段拒绝接受外来人口的医疗保险手续。为此,首先,应以行政命令建立农民工医疗保险的省级统筹,至少首先保证省内的资金、账户和档案的流动和认可,使统筹基金在全省范围内调剂,这样不仅可以解决农民工的跨域流动问题,更能增加统筹区域内的投保人数量,增强其社保资金的抗风险能力。其次,需要以立法的方式保证参保人以工作、搬迁、回乡等正当理由在一定次数内自由迁入或者迁出区域的医保体系。此外,新农合的政策作用需要得到体现,必须保证新农合可以不受限制地接纳农民工。

这样不仅可以提高农民工医疗保障的广度,而且有利于不同医疗保险制度的共同发展完善。现有研究也表明,农民工医疗保险与新型农村合作医疗的结合能提高农民工医疗保障的程度,并能降低突发性大病对投保人自身与家庭带来的重大影响(胡务,2006)。为此,政府可以考虑允许农民工参加城镇医保的同时,也参与新农合。当然要使这两种制度并行不悖,需要控制报销额度,不能使之超过实际的医疗费用,并确定不同保险类型的分摊比例,以及是否允许重复补偿。对此,我们的建议是不允许重复补偿,所以需要中央政府出面制定赔付比例,在外地参加居民基本医疗保险或新农合、回乡后又参加本地医疗保险的农民工,如果发生符合医保规定的医疗费用,应依照分割比例分别办理报销。当然,如果实现电子化操作,允许远程上传凭证,则可以省却回乡报销的麻烦。

2. 为维持医疗保险体系正常运转实行多维度统筹管理

(1)加快实现基本医疗保险的城乡统筹。随着近年来我国社会保障制度的不断完善,目前在全国范围内实现城乡医保的高度统筹已非难事。而从必要性上来讲,全面统筹基本城乡医疗保险是我国社会保障制度不断完善、充分发挥社会功能的唯一道路。几年前,《社会保险法》已将照顾农村绝大多数人口的新农合纳入其中,并明确由国务院承担协调全国社保管理的行政工作。所以,随着新农合在保护人群和保障层次上的提升,已经成为与城居保并列的社会保障制度。如果可以使这两类保险在制度框架、管理方式、缴费模式、运行机制等方面做到基本一致,那么统筹城乡基本医保的基础则会变得十分坚固。值得欣慰的是,许多省(直辖市、自治区)开始的城乡统筹工作已经取得了较为显著的政策效果,在没有提升管理成本的同时,有效地保障了本地区农民工的就医权益。试点地区的成功经验值得其他各级政府借鉴,随着试推行并成功的经验不断增加,可以完善全国范围内的城乡医保统筹政策。

(2)设立农民工医保统筹基金的调剂机构。由于农民工的医保转移续接问题与统筹层次密切相关,统筹层次低则医保转移困难。因此,解决流动就业的农民工的医保统筹问题是当务之急。以行政命令的方式宣布全国统筹的同时,需要考虑不同地区之间的经济水平差异,并保障财政困难地区的利益,促进和实现深层次的统筹合作。只有保证地方政府的利益,才能保证其具有接纳流入或回乡农民工医保关系的长期动力。所以,现在进行这一"卡尔多改进"的一个办法是设立保障统筹医保的专门基金作为转拨和结算不同区域间医保资金的专业机构,用以协调不同地方政府的分割利益,维持社保基金流动管理体系的动态平衡。

(3)完善各统筹区域之间的合作。目前,实现全国范围内的医保基金统筹尚且遥遥无期。除了管理困难以外,这其中必然有着各地区政府利益冲突的原因。所以,设计出能够照顾各地方利益、保障统筹区域之间长期合作的制度框架是十分必要的。对此,应打破现有的行政区划限制,缓解因为区域经济发展的不平衡而导致的医疗支出无法统筹等问题。对此,首先从经济贸易往来密切和内部发展水平相近的大区域中实行初步的统筹,在此基础上逐步加强大区域间的合作关系,渐进推进全国性统筹。

(4)逐渐提高农民工医疗保障的统筹层级。实现医疗保险基金的全国统筹是实现医疗保险权益可携带性的根本途径。然而,在目前医疗保险统筹层次仍然较低的情况下,逐步提高该统筹层次是实现这一长久政策目标的必要措施。当前城镇职工医保基本统筹单位以地级市为主,所以这导致城镇医疗保险基金的数量有数百个之多。另一方面,新农合的统筹水平仅到县区级,这表明全国有超过2 000个新农合基金在互不统属地分割运行。这对于从事高流动性职业的农民工来说,获得某个区域的稳定医保关系近乎是不可能的,大量农民工个体就会因为更换统筹区工作便无法享受应有的医保待遇。这样的现象必然导致农民工缴纳医保的主观意愿大为降低。要想对此进行改正,则只有通过提高居民医保的统筹水平来实现。如前所述,可首先将统筹级别提高至省级,再逐步推广到全国。

目前,关于"医疗保险制度整合、提高医疗保险统筹层次"这一问题已基本达成共识。在中央的支持和推动下,已有不少地区开始了这方面的尝试。以东莞为代表的一些东部沿海城市率先开始了医疗保险的整合工作,目前已初步完成新农合、城职保和城居保三项保险制度的整合。但是很多省份的医保制度管理分属于卫生部门和人力资源与社会保障部门,限制了制度整合的推进速度。而在整合保险制度和提高统筹层次的过程中,主要需要解决两方面的问题:第一,提高统筹层次过程中的公平问题。目前,影响"异地就医"和"异地报销"的关键因素在于各地不愿将有限的新农合资金用于本地户籍以外的居民,当资金的统筹层次提高后,这一问题会得到有效解决。但是一个伴随而来的问题是如何设立一个均等化的资金分配方案和报销细则,其中涉及各地诸多利益方的共同博弈,改革过程较为复杂。第二,医疗保险制度之间的整合程度问题,即新农合与城居保要在多大程度上与城职保合并。为解决这一问题,一方面,要结合现有财政条件确定可行的整合方案,既包括实现整合目标所需资金的可行度,也包括实现整合目标的时间周期的可行度。另一方面,要思考整合过程中如何解决三种医保制度的不同待遇水平问题,其中一个可能的均等化方案是通过自愿性补充医疗保险来解决城镇职工基本医保相较于其他医保待遇较高的问题。

3. 加快社会保障信息化建设

加强农民工医保服务管理的信息化和网络化建设,实现农民工大病医保关系在全国范围内的自由转移,以方便农民工在区域内的自由流动。在有条件的地区(例如北京、上海、深圳等),城市农民工医保制度已经建成,电子信息化管理技术发达,已经具备了通过现代化的医疗保险管理方法实现农民工医保账户联网的基本要求。因此,可以在东部发达地区展开试点,将农民工医疗保险基金的缴纳、记录、支付、查询等服务信息录入管理网络中,尝试为流动性农民工转接医保关系。对于无法达到此类技术要求的地区,只能依靠身份证办理的医保证件记录在案,在条件满足时统一录入系统。

实现高水平社会统筹的必备条件是建设统一的社会保险信息系统。就具体实施来说,需要建立全国层面的数据管理系统,为实现全国统筹和制度整合提供支撑。其中,中央承担数据交换中心的职能,建立一个"云系统",并对数据进行综合管理,使得全国居民的医保信息可以在全国范围内的各个授权网点进行输入、更新和流动交换。这样一个信息系统将会对我国农民工医保体系的信息化建设具有重要意义,从而通过对个人电子账户的管理,建立紧密联系起社会保险机构、农民工群体和医院,实行方便的电子化云管理。这样一来,对于流动的农民工来说,如果使用电子信息账号在两地办理医保手续,便可以利用"农民工医保信息库"实现异地就医。而异地就医管理平台的建成能够保证农民工在进行异地就医时得到快速的医保费用垫付和减免服务,这样就能防止农民工因病回籍导致病情延误,或者跨区域流动而引起费用结算障碍。对此,需要由中央政府出面统筹,责成地方政府部门实现社保机构之间的网络互联,将不同地区的社保机构、医院门诊、农民工群体紧密联系在一起进行网络化管理,从而完成农民工医保管理网络的信息化建设。

目前,全国已有天津、上海、浙江、山东、广东、重庆、青海、宁夏 8 个省(市)和新疆生产建设兵团以及部分市、县实现了城乡居民基本医保制度的整合。根据《国务院关于整合城乡居民基本医疗保险制度的意见》,各省(区、市)要于 2016 年 6 月底前对整合城乡居民医保工作做出规划和部署,明确时间表、路线图,健全工作推进和考核评价机制,严格落实责任制,确保各项政策措施落实到位。各统筹地区要于 2016 年 12 月底前出台具体实施方案。这一统筹工作如果能够顺利完成,农民工的医疗保障水平将会得到进一步的提升。

7.2.4　完善农民工医疗保险体系运作中所需要的其他政府职能

1. 加大财政投入

不可否认,社会保障制度正常运营的最基本保障是充裕的资金。虽然在现有的医疗保险制度下,医疗资金运作情况较为理想,从未出现过严重的入不敷出的情况,然而随着偏向于社会弱势群体(尤其是农民工群体)的医疗保险制度的重新构建,维持医疗保险制度所需的资金数额必将大大增加。

另外,保险制度作为一种风险分摊和跨期消费机制,必须要考虑将来较长一段时间的社会偿还能力。随着我国人口红利逐渐消失,人口老龄化问题愈加严重,缴纳资金的人员规模将会相应减少,医保资金筹措能力相对变弱;而随着物价上涨,人们对于医疗需求的提升,医疗卫生支出成本则逐年提高,医保资金的使用将会大幅度增加,医保费用缺口将会从隐性变为显性,并逐步扩大。而如今,居民医疗费用的增长速度远高于居民收入增长速度,也远远高于医保筹资增长速度,这为未来医保资金的可持续发展蒙上了阴影。

目前来看,在城镇职工医保中企业所缴纳的资金仍占最大比重。所以,为保证农民工的医疗保险体系的有序运作,将更多的农民工引入城镇职工医疗保险体系中去,却仍保持现在的企业缴费为主的缴纳格局是不现实的,而增加农民工的保费缴付更是无助于制度改革,所以只有加强政府财政补贴才能为农民工医疗保险体系的建设提供坚强的保障。

2. 建立医保基金保值增值机制

目前,农民工医疗保障资金的增加必然不能只依靠国家财政资助的加大,其涉及人口之多,可能带来的费用之大,很有可能令政府财政不堪重负。但是这项于国计民生大有裨益的医疗保障制度的建设又不能因为可能的财政缺口而停止进行,这就需要通过多方面筹资渠道来建立农民工医保资金的保值和增值制度。在保证医保资金安全性的前提下,通过资本投资的方式建立长期的增值保值机制是十分有必要的。

为保证医保资金的安全,管理部门现在的规定是,医保资金仅能用于储蓄或者购买国家债券等低风险资产,务必实现不亏损和一定的保值增值。虽然这保证了社保资金的安全性,但是在实际运行中,却并没有实现稳定增值的目标。随着医疗技术的飞速发展,人均寿命将不断提升,所消耗的医疗费用也将大幅提高。在未来,医保资金的给付压力必然大为增加,作为应对方法,医保资金应选择稳妥的方法进入金融市场,通过委托机构的合理运作,实现保值增值。这样不仅能应对未来的支出压力,更能逐步废除现在的现收现支制度,发展成账户资金积累的方法,更好地保护资金的安全性和投保人的权益。

当然,医保资金的安全可持续发展事关重大,其在资本市场的运作一定是要以其安全性为前提的。所以政府应设立专门、专业的医疗基金运作机构,对资金的投资及运作情况谨慎审核并严格监控,实时掌握资金的支出动态,一旦发生违规行为及时纠正。通过保险基金在资本市场上的自然升值,在促使这部分资本创造社会财富的同时,尽最大可能减轻保险资金缴纳方,尤其是政府的财政压力,促进我国医疗保险体系的有效运作。

3. 大力发展医疗保障机构,鼓励社会力量参与卫生服务

在医疗保险保障体制并不完善的情况下,农民工仅有的医疗福利也因为尚不健全的医疗卫生体系而进一步被剥夺,其中诸如以药养医导致的药物价格虚高、中小城市和乡镇卫生资源不足等问题尤为严重。这就

需要政府推动医疗体系的结构性改革,减少医疗市场的无谓损失。当前,医疗市场受到的政府管制较为严格,市场机制扭曲严重。不合理的医疗服务收费标准(公立医院至今仍需按 1993 年的价格标准执行收费)使得医院没有激励保证医疗服务的质与量,造成了社会福利的无谓损失。不合理的药品定价措施使得价格低廉的普通药品停产或者断货,而新药因为投入不足而无法开展研发。而为了弥补成本,医院只能在药物、医用设备与耗材方面增加价格,导致医疗费用并没有下降。这样扭曲性定价的结果使医患双方都成为"受害者"。并且,医疗卫生事业的主要承担者——公立医院——承担着医学人才培养、科研、援外援边、公共突发事件等政府指令性任务,而政府的投入不足医院运营费用的 8%,医院负担过重且无法获得相应的报酬。由此导致的严重后果是,管制政策阻碍了资本和人才进入医疗行业,导致药企研发能力不足,医学院校招生遇冷,医院不堪重负,医疗服务的供应长期不足。为此,医疗行业应参考国家"十三五"规划纲要提出的"着力推进供给侧结构性改革,用改革的办法推进结构调整,加大重点领域关键环节市场化改革力度,调整各类扭曲的政策和制度安排"的指示,进行结构性改革,在政府主导下向市场接轨,废除价格管理政策,适度增加对公立医院的补贴力度,保障医疗资源充足和医疗价格合理。

为改变农民工就医时的弱势地位,保证农民工能够方便参保,医保机构可以为其设立专门的医保服务窗口,方便其顺利地参保、缴费、转移和接续医保账户。但是要从根本上改变农民工就医时的弱势地位,则需要解决的仍旧是其医疗花费问题。而农民工医疗问题从根本来说就是"看病贵、看病难"的问题,其中农民工因为医疗费用昂贵而不得不放弃治疗的问题尤为严重。这一问题出现的原因一方面是农民工整体收入仍然不高,另一方面也是我国医疗资源稀缺所致。因此,只有对医疗卫生机构进行深度改革,做好基础医疗设施建设的相关配套改革,推动医疗卫生行业的发展,才能使农民工医保建设取得成功。实现"十三五"对于健康领域"深化医药卫生体制改革,建立健全基本医疗卫生制度,实现人人享有基本医疗卫生服务"的规划,推动医疗资源的供给策改革,保证农民工能够获得充足的医疗资源的改革措施势在必行。

中国的医疗卫生服务体系已经从原来纯粹由政府经营的体系转向一种分权化管理、向社会力量办医开放的体系。[①] 对于农民工群体而言,同样可以借助民营部门等社会力量提供的医疗卫生服务更好地保障自身健康。这方面的改革早在 1997 年就已经开始,在"十二五"规划中强调了其紧迫性,并于 2012 年提出要"让社会力量在医疗行业发挥重要作用"。从 2009 年的新医改开始,中央从政策层面上鼓励社会资本进入医疗卫生服务体系,开展多样化的办医方式,增强医疗市场的竞争力和活力,从而逐步确定了社会力量在医疗行业的地位。此后,越来越多的民营资本开始注入医疗卫生行业,社会资本在医疗领域的投资也大幅增加。国务院颁布的各项政策(如国办发〔2015〕14 号、33 号、45 号文件)进一步促进了社会力量成为医疗服务的供方,推动了私立医疗机构与公立医疗机构的"公平"竞争,打破市场准入壁垒,我国的医疗卫生市场日趋多元化。

与公立机构相比,目前我国的民营资本办医的门槛还比较高。对此,中央政府不仅需要在政策上面予以鼓励和放宽,更重要的是将这一利好政策切实落地,让其能够真正发挥应有的政策效果。因此,中央和地方政府需要出台更为详细和务实的行动指南,对民营机构的发展规划、准入要求、免税条件、盈余使用和社区服务等提出详细的要求和规范,并成立专

---

① 世界银行、世界卫生组织、财政部等:《深化中国医药卫生体制改革 建设基于价值的优质服务提供体系》。

门的机构对其执行情况进行严格监督。而且,中国还可以考虑取消目前对医生多点执业的限制,以增强医生的流动性,让劳动力市场更好地发挥作用。更重要的是,通过增强民营医疗机构的人才队伍,能够较大地减轻公立医院"人满为患"的拥挤低效局面,将患者在一定程度上分流至民营机构,更好地提高医疗服务质量,减少医疗服务过程中漫长的等待时间。最后,可以逐步允许民营医疗机构参与到医保服务中,在医保报销的资格审批中放松对民营医疗机构的限制,使它们能拥有与公立机构一样的机会参与到医保服务中,并服务相同的客户群体,逐步让医疗保险的覆盖面扩大到有资质的、运营状况良好的民营医疗机构。以上政策将使农民工群体在就医过程中有更多选择,从而节约他们的宝贵时间,缩短医疗保险报销周期,减少他们的就医成本。同时,从医疗市场发展的角度看,公立和民营医院之间良性的竞争环境也有利于农民工群体享受更好的医疗卫生服务。

4. 加强立法管理

为保护农民工群体的利益,需要增加对农民工的法律援助,尤其需要立法机构出台针对农民工群体的专项法律法规。虽然现有的保障农民工医保权益的行政性政策较多,也在一定程度上起到了切实的保护作用,但是行政性命令毕竟是应急之举,以行政手段解决此类民事问题也缺乏有效性,不仅不符合新时期法治社会建设的长远要求,也容易受到行政官员个人行为的影响。所以,通过法治化手段保障农民工的医疗权益,由立法机关出台相关法律保护农民工医保权益是长久之计。而且,现在作为保护劳动者权益的基本法《劳动法》应当结合实情做出修改,明确规定用人单位需要为农民工按时足额参保医疗保险,一旦发生用人单位或者医保管理部门的侵权问题,当地法律部门可以通过法律援助为农民工提起诉讼。在未发生侵权问题时,也要加强监督管理,强化执法巡视力度。

工作和生存环境的卫生问题是导致农民工出现健康问题的重要诱因。对此,需要相应的环境卫生保护部门对农民工的聚居区和工作地点的宿舍、食堂、饮用水设施、下水道等设施提出明确的卫生条件要求,并加强监督。

对于农民工的入保工作也需要加强行政管理和法律监察。社会保障部门应该制定一套针对农民工的医疗参保监管制度以监察用人单位对农民工医保的落实情况,这一监察可以放在其办理工商年检时一同进行,以简化审批程序。此外,对于农民工医保意识和医疗权利的自我保护意识薄弱问题,政府需要采取多种形式,借助媒体手段,宣传相关农民工医疗保险法律、法规,增强农民工的法律保护意识。

5. 开展医疗卫生保障宣传

在艰苦的环境下工作的农民工,其健康状况不容忽视。虽然这一群体年龄结构较低,但是隐性疾病和慢性病往往潜伏在其身体之中。农民工们对疾病也经常采取不在意和轻率对待的态度,这一方面是由于他们经济条件较为薄弱,无法承受大额医疗费用,另一方面也是由于对医疗卫生知识掌握较少。所以,防患于未然,通过医疗卫生宣传,促使重大疾病在潜伏期和发病初期能够被发现和治愈,对农民工来说是切实的身体健康与经济利益的保障。

因此,首先要加强农民工群体对医疗服务、健康相关行为及预防保健的认识。如果农民工群体不能获得、理解和运用健康知识,他们就不能有效地照顾自身健康,在使用卫生服务系统时也会感到困难重重,更不能针对自己、家人和社区健康状况做出适当抉择。世界卫生组织认为:"医疗服务的根本目标是使公众能够依靠自己来应对和解决自身的健康需求,同时做出有关自身健康行为、提升自我和家人健康的选择。"①因此,鼓励公众参与到医疗服务中,而不仅仅作为医疗服务的被动接受者,这不仅有利于公众更好地使用医疗服务和提高自身健康水平,并且对我国医疗卫生市场的长期发展也是大有裨益的。在中国,病患往往对一些治疗方式和治疗手段存在着较大误解,因此不仅要通过宣传引导改变百姓对用药、静脉注射及其他诊疗手段的期望,还需要让大众意识到过度治疗或治疗不当的损害。在宣传方式上,除了通过医患之间一对一的交流所获取的信息,还应大力发挥媒体传播的影响力,借助媒体项目(如印刷材料、视频、网站、正式与非正式课程)等方式及时提供符合大众需求、可靠且便于理解的高质量健康信息。而对于农民工这一特殊群体,可以利用企业工会、社区、农民工组织、志愿者服务等方式,结合农民工的实际需求,专门针对农民工群体实施正规的健康教育项目。例如,可以定期招募护工或专业大学生志愿者为农民工开展健康和医疗讲座及一对一的咨询服务,切实解决农民工群体在医疗上面临的具体问题,让他们对国家各项医保政策有更清晰和深入的理解,从而提高他们的参保率,使医疗保险能够发挥更大的政策效果。

其次,要加强农民工群体的自我管理,帮助农民工群体管理自身健康。农民工群体是慢病的高发人群,严格来说,此类慢病的患者需要时时刻刻进行"自我管理",以应对和降低慢病对日常生活的影响,大部分情况下都不需要医生。而通过培养慢病患者的自我管理技能,能够更好地帮助他们了解自身健康状况,减少他们对医疗服务的过度使用,及时采取有助于控制健康的行为,从根源上提升患者的健康素养和健康状况。这种

---

① World Health Organization. "WHO global strategy on people-centered and integrated health services: interim report", 2015.

身体力行的参与式学习方法往往比传统的说教式教学法更为有效。

　　一个容易被忽视的问题是,许多农民工根本不清楚自己的参保权利,有的即便知道参保事宜也因为流程和信息阻碍而无法如愿。对于这一问题,有关部门应通过传统和现代媒体加强对医保政策的宣传,如果有可能,甚至可以组织宣传部门进入农民工基层做好工作。只有将医保的政策信息(不同种类医保的适用范围、参保办法、补偿方法以及其他相关规定)完全地呈现给农民工群体,才能让农民工对其医保权益有充分的自我了解,不受到用人单位的欺骗,增加医保覆盖范围。

7.3　长期政策——建立完善的医疗保险体系实现劳动力优化配置

7.3.1　建立防范道德风险的长期机制

　　在导论部分,我们指出,基本医疗保险制度中广泛存在着道德风险,这既包括基本医疗保险制度的物品属性所引发的道德风险,也包括基本医疗保险体系中存在三重委托代理关系所引发的道德风险。为了防范道德风险,政府却常常面临两难困境。政府该如何做才能既有效防范各种道德风险,又避免出现其他的严重问题? 我们必须意识到,政府仅仅采取"堵"的方法,并不能阻止由人的动机所造成的道德风险。对于解决人的动机带来的问题,价格体系很多时候并不能令人满意。对于公共资源的内在问题,只能以有效的监督体系和惩罚机制予以解决。解决委托代理关系中的道德风险问题也需要加强激励与监督,因而改革的关键在于在制度中增加激励与监督的影响。对此,要先取消以往"堵"的方法,然后重点通过合理的激励和有效的监督来制约参保人和代理人的行为,防范他们的道德风险,从而进一步完善基本医疗保险制度。

1. 放宽和取消对于参保患者和医疗机构的限制性规定

在构建基本医疗保险制度的激励与监督机制之前,首先要放宽和取消对于参保患者和医疗机构的限制性规定。取消阻碍参保患者就医的限制,以确保他们真正享有基本医疗保险,减轻他们的经济负担。具体措施包括:调整"保大病"的政策,尽早将门诊小病纳入医保范围之内,扩大医保的保障范围。这样虽然在短期内会增加医保负担,但是长期来看能够促进参保人的小病诊察和就医行为,从而使病患得到及时的医治,减少重大疾病的发病率,由此既能减少参保人的健康和经济损失,又能减少社保基金的损失。同时,可以考虑降低医保起付线,这样有利于降低参保人的准入门槛和经济负担,促使更多人愿意投保,而对于封顶线,可以考虑进一步提高,为有能力的农民工提供较高的保障水平。此外,需要简化报销手续,用看病时按比例付费取代事后报销,并且自付比例可以随参保时间的增长而递减。报销手续的简化能够使参保患者享受更快捷的服务。将事后报销改为直接按比例付费,可以防止参保人因为无法垫付费用而放弃就医的情形出现;对于自付比例,可以针对特定群体使之逐步递减,从而降低年老农民工和其他弱势群体的经济压力,有利于解决医疗保险转移接续的问题。最后,需要扩大医保范围,增加药物名录、医疗项目和诊疗技术,从而使参保患者能够享受更多诊疗项目、设施和药品的优惠。

2. 改变对于医疗机构的限制,实施付费制度改革

中国在很短时间内将医保覆盖至近乎全体人口,取得了举世瞩目的成绩。但目前看来,还需要进一步提高医疗服务的质量和医疗卫生市场的效率。其中一个切入点是从供需双方的内在激励制度入手,将稀缺的资源投入转化为优质的卫生服务,控制费用上涨并保证全民医保覆盖为患者带来的经济保障。

　　在这一领域的核心改革是付费制度的优化。2011 年,人力资源与社会保障部发布了《关于进一步推进医疗保险付费方式改革的意见》(以下简称《意见》),明确了当前全国改革的目标是"结合基金收支预算管理加强总额控制,探索总额预付。在此基础上,结合门诊统筹的开展探索按人头付费,结合住院门诊大病的保障探索按病种付费"。《意见》建议新支付方式的付费标准要对历史费用数据进行测算,在此基础上,根据医保基金总体支付能力和现行医保支付政策,确定作为参照的医保基础付费标准。同时,综合考虑经济社会发展、医疗服务提供能力、适宜技术服务利用、消费价格指数和医药价格变动等因素,建立付费标准动态调整机制。根据人社部(人社部发〔2015〕70 号)的数据,中国的支付制度改革正全面走向预付制(PPS)。目前,中国医疗服务供方的收入主要有以下三个方面:病人自付(按服务项目收费)、医保支付(逐步转向预付制)、政府直接财政补助。预付制度则主要是将前两个来源都统一在同一预付制方式下进行付费。近年来,在以上政策的驱动下,各地纷纷开展试点,结合新农合和城居保的已有基本医保制度,进一步完善预付制度改革,从按项目付费转向总额控制、按人头付费、按病种付费、按床日付费或按绩效付费等新的支付模式。实施真正的总额预付制度,可以改变医保部门拖欠医院医疗服务费用的现象,并配套"多不退,少补"的措施来减轻医院的经济压力,这有利于调动医生的工作热情。"多不退"是指如果在一个结算期间内医院还有剩余费用,政府可以将这部分剩余资金当作对医院的投资。这将有利于减少医疗机构为了达到预付总额而骗保或过度医疗的行为。"少补"则是指如果在一个结算期间内医院超支,政府应该补足合理的超支部分。这将有利于减少医疗机构为控制成本超支而拒绝为参保患者提供治疗的行为。目前我国已有部分地区因地制宜,开展了医疗服务支付方式改革,主要模式如下:

（1）总额控制。总额控制是由医疗保险机构与医院共同协商，以前期医疗机构总支出为依据，在剔除不合理支出后，确定供方下一年度的总额预算，医疗保险机构在支付费用时以此为最高限额。具有代表性的试点地区是上海和杭州。上海城镇职工基本医疗保险支付方式于 2002 年从按项目付费调整为总额控制付费方式，提出了"总额控制、按月预留、年度考核"的办法，目的是对医院的收入进行总量控制，对医院的补偿结构进行合理调整。通过两年时间的试行，上海市医疗费用增长得到有效控制，2002 年 6—12 月平均月增长率由正转负，2003 年则比上年同期下降了 4%（梁鸿等，2013）。经过几年的试点，在 2009 年新医改的背景下，上海市开始对全市 19 个区县所有医疗机构全面执行总额预算预付制。除上海之外，杭州也在 2009 年发布《杭州市基本医疗保险医疗费用结算管理暂行办法》（杭政办函〔2009〕403 号），确定了对在市内医疗机构发生且符合基本医疗保险开支范围的医疗费用实行总额预算管理，依据其历史报销数据、医疗机构的级别和服务特点，并考虑了通胀和价格因素，每年年初确定年度医疗费预算总额。在每年 2 月底前，市医保经办机构对各个定点医疗机构年初预算额和绩效情况确定决算指标，并对上年度的费用进行决算，预付后所产生的结余或损失由城镇职工基本医疗保险和医疗机构共同分担。在 3 月底，对上年度医疗机构发生的医疗费用进行清算。每年 4 月底，市医保经办机构根据上年度各医疗机构的医疗费决算情况和调节系数提出当年的总额预算建议方案。在实践"总额预算"制的四年内，杭州市每年医疗费用均有明显的回落，复诊率（人次人头比）均低于年初规定，医疗服务水平有所提高。2011 年一至三季度，门诊次均费用与上年同期相比增幅仅为 0.56%；一般住院次均费用于 2010 年出现了负增长。2011—2013 年连续三年实现门诊、住院"零增长"。医院门诊的人次费用、药占比等都得到了有效控制（劳佳奇，2014）。

（2）按人头付费。所谓的按人头预付方式，是指医疗保险机构以注册人头为支付单位，以服务前为支付时间，向每年每位服务对象（患者）支付固定的医药卫生费用的支付方式。湖南省常德市就对三级医院的住院患者实施按人头付费的制度。城镇居民基本医疗保险基金的87％都是以按人头付费的方式支付给医疗机构的，结余资金作为储备和风险调剂金。根据《国务院城镇居民基本医疗保险试点评估入户调查》（2007—2010年）数据，可以发现常德市城居保的按人头付费改革效果明显：与传统的按项目付费相比，付费方式改革将住院患者自付费用减少了19.7％，患者自付费用比例减少了9.5％，住院日缩短了17.7％（蔡高晨和董朝晖，2014），然而，与以前实施按项目付费时相比，在住院患者总费用、药品费用占比、治疗效果和患者满意度方面差别都不大（陆方文等，2014）。

（3）按病种付费。按病种付费的方式起源于美国，1983年起美国的老人医疗保险项目（Medicare）根据患者年龄、性别、主要诊断、手术操作、合并症与并发症及转归等因素把患者分入不同的诊断相关组（Diagnosis Related Groups，DRGs），并在分级上进行科学的测算，给予定额预付款，即疾病诊断相关分组—预付款制度（Diagnosis Related Groups-Prospective Payment System，DRGs-PPS）（Longest，1998）。北京的城镇职工基本医疗保险2011年在6家医院首次实施了按照DRGs进行预付的制度，该系统包括108个诊断组。对这6家试点医院和另外8家仍然使用按项目付费的对照医院的出院数据的分析显示：DRGs支付方式使得患者每次住院的总费用和自付费用分别下降了6.2％和10.5％。此外，与对照医院相比，试点医院的每一权重项目费用低9.71％，每一权重结算费用高1.11％，每一权重个人支付低15.48％，每一权重医疗保险支付高8.46％，平均住院日低6.32％，两周再住院率高0.68个百分点（胡牧等，

2014)。这说明试点基本上达到了让医疗保险基金使用效益得到提高的目的,医疗机构提高了医院绩效管理水平,有效地控制了医疗成本的不合理增长,使参保人员医药费负担有所减少。然而,对于年纪较大并伴有更多并发症的老年患者,医院仍然按项目收费。

(4)按床日付费。按住院床日付费是指在住院治疗中,根据病情的严重程度和治疗中的进展情况进行分类,对各类疾病规定各床日收费(付费)标准,医疗保险方和患者根据实际住院天数、付费标准和规定补偿比与医疗机构结算的一种付费机制(朱兆芳和王禄生,2011)。该制度下,对医疗机构的补偿采取的是"结余留用、超支不补"的原则,通过对支付单元(床日)的定额激励建立医疗机构自我费用约束机制和风险共担机制(赵凤江和于福池,2011)。比较有代表性的试点地区是云南省禄丰县的新农合住院支付方式。禄丰县的按床日付费制度发展经历了从与按病种付费并存,到覆盖所有病种的过程。2007 年 8 月,禄丰县仅对单病种以外的其他疾病实行按床日付费。2008 年 1 月,通过对半年来的实施情况进行评价,发现对其他非单病种疾病的按床日付费标准同样适用于单病种付费的疾病,因此把按床日付费的支付方式扩展到了所有病种,实现了以一种支付方式覆盖所有疾病的目标。实行按床日付费制度以来,县医院住院业务收入上涨了 54.7%,住院人次增加了 34.3%,次均住院费用上涨了 15.2%,医疗机构住院业务的上涨主要依靠人次的增加。分解住院率和重复住院率分别从 2006 年的 0.15%和 2.3%下降到 2009 年的 0.07%和 1.6%(朱兆芳等,2011)。根据医疗机构业务收入情况分析也可发现,新农合支付费用略高于医疗机构的实际补偿费用,2008 年 3 个县级医院共结余 8 万元,14 个乡镇卫生院共结余 22.56 万元,并未出现亏损,医疗机构也在此制度中受益(朱兆芳和王禄生,2010)。

(5)按绩效付费。按绩效付费于 21 世纪初被提出,并在美国和英国开始实践。其设计目标是改善医疗服务质量,并控制医疗费用,基本原则是奖优罚劣,依据卫生服务提供者的工作绩效对其进行支付。有学者以中国台湾地区为例探讨了按绩效付费在糖尿病管理中的应用(张晓燕等,2014),经过研究发现,实施糖尿病按绩效付费的患者,其必要的临床项目检查率、卫生经费、健康行为、并发症控制等方面均好于未实施按项目付费的对象(Chen *et al.*,2012)。但研究结果也发现,一些控制情况不佳、有严重并发症的患者,在入组时就被医生排除在外,存在一定的歧视问题(Chen *et al.*,2011)。

值得注意的是,从按服务项目付费转换到预付制或者其他综合支付制度,正可以解决医疗服务的不合理定价和不恰当的经济激励等问题,因为支付制度的改变可以使经济激励从靠单项服务获利转变为更加高效地利用资源为病人提供服务。短期来讲,中国可以考虑调整目前无法反映医务人员劳务价值的不合理定价机制。同时,中国在制定医保对供方的付费费率时,需要考虑到政府对供方直接提供的补贴对费率的影响。

3. 推进公立医院角色转变,加强医疗卫生队伍建设

在我国,来源于医院的卫生支出约占总卫生支出的54%。对于大多数患者而言,他们的首诊都在医院。医院,尤其是公立医院,在中国的卫生服务领域占有核心地位,它们的服务质量、营运模式、成本费用控制和未来发展方向等都对我国医疗卫生领域的发展至关重要。长期以来,公立医院的改革是医药卫生领域改革中最为关键的领域之一,也成为2009年以来新医改的一个重要内容。结合当前的社会状况和医疗发展形势来看,医院的改革方向可从以下三个方面入手:

(1)实施"分级诊疗"模式,转变医院职能。长期以来,公立医院在中国的卫生服务领域占有着重要地位,是最主要的医疗服务提供方和绝大

多数患者的首诊地，为患者提供全面而系统的"一站式服务"。但正因如此，也造成了公立医院人满为患和运营效率低下等种种问题。目前，从中共中央关于"十三五"的规划建议和最新发布的诸多医改政策（如国卫基层〔2015〕93 号等）中可以看出，政府正致力于推进公立医院改革，促进公立医院的角色转变。其中的关键环节就在于要通过建立分级诊疗，对医疗服务环节进行纵向、横向整合，并建立高效的转诊模式，实现资源在基层与医院之间的共享和流动，以促进医疗服务市场的高效运转。

实施分级诊疗的主要难点在于医疗资源的重新整合。实现资源在基层、二级、三级医疗机构中的流动，可以主要从以下三个方面入手：

第一，纵向整合是分级诊疗的核心。要使患者能够获得持续高效的医疗服务，必须实现多级医疗机构（包括基层社区医院、二级和三级公立医院等）之间的协调配合，并实现人员、资源和信息等方面的共享。在这个过程中，需要重新界定医院的主要职能范围并以行政命令或者政策规定的方式确定各级医疗机构的关系。综观世界各国的医院职能都在进行转变，医院不再是处于服务体系核心位置的孤立机构及服务的入口点，也不再提供"一站式服务"，而是日益成为服务网络的一部分，与基层卫生机构、诊断中心和社会服务机构等供方协作（Porignon *et al*.，2011）。医院将逐步转型成为科研和临床示范的中心，仅提供高度复杂的治疗项目以及生死攸关的急救服务，并作为专家顾问团为下级医疗机构提供诊疗建议和知识技能咨询。在此基础上，基层医院将逐步扮演重要的角色，吸纳大多数患者，并为其提供基本的医疗保健服务，实现对人满为患的公立医院的分流。"基层首诊制"也将成为分级诊疗模式的第一步，也是最为主要的环节。基层卫生服务主要是以社区为覆盖面，为其辖区内的居民解决健康问题，其未来的转型目标和基本职能是作为主要首诊机构满足大多数患者的需要。如果基层社区医院就能够为患者提供连续性和高质量的基础医疗服务,并能实现与上级医院的快速响应和协调配合,患者便可就近获得医疗服务,减少了不必要的住院和治疗,节约了大量时间成本,从而也避免了不必要的风险和医疗费用。但是目前,基层社区医院在医疗服务质量上与公立医院还存在着较大的差距,医疗设备和人才储备方面更是远不及大型公立医院。这也是目前社区医院"无人问津"但公立医院"人满为患"的主要原因。这就要求政府进一步加大对基层社区医院的投入和扶持,将公立医院在人才、设备、管理经验等方面的资源进一步下沉到基层医院,提高其诊疗水平和服务质量。与此同时,需要为基层医院配备行之有效的一套跨学科的医疗队伍(包括医生、护士、医疗助理、药剂师、服务协调员、社区社工等),高效完成辖区人口的基层首诊制,并与上级医院进行充分协调沟通。

第二,横向整合也是实现分级诊疗的关键。横向整合旨在提供更加全面、完整的服务,包括保健、预防、治疗、康复和临终关怀服务。横向整合的主要目的在于丰富医疗服务的内容,将医院从传统的"被动的服务提供者"的运营模式提升为"以人为本"的服务理念。这种整合模式可以提高医疗服务的质量,增强医疗服务管理的有效性以及服务的协调性。同时,横向整合还可以减少重复性服务,提高资源使用的效率。

第三,还需要实现行之有效的双向转诊制度。当公立医院完成职能转变,基层社区医院越来越多地承担起首诊的任务时,就需要进一步规范多级医疗卫生机构在处理某一病情时的治疗和转诊路径,同时明确各供方的关系和责任。具体而言,要实现快速响应的双向转诊模式。当基层医院首诊后,确认当前医疗条件不能完成治疗的,需要快速联系上级医院实现转诊和对接;此外,当重病患者病情平稳,但还需要康复治疗或其他配套的基本医疗服务时,需要从二级机构转回基层。加强统一的路径和双向转诊制度,是实现"在恰当的时间提供正确服务"的关键。

　　(2)加强医院管理能力,完善监管激励机制。中国的公立医院面临提高效率和改进质量的严峻挑战,除了在诊疗模式和医院职能上需要进一步创新外,医院内部的治理模式也需要进一步改革。新一轮医改已经提出了要推进公立医院治理改革,探索管办分开的实现形式,将更多的自主决策权下放给基层医院。目前,中国大多数公立医院还都是由政府直接管理的,在医院内部几乎没有独立的监督机构。因此当公立医院逐步获得越来越多的自主管理权时,内部监督的问责机制就十分必要,也是保证其能够达到高效运行这一政策目标的关键。在中国,很多人担心赋予公立医院更多自主权(简言之,把它们从直接行政控制中解放出来)会导致"混乱",因为这样公立医院将会自行其是。然而,中国和国际的经验都证明如果建立良好的间接问责机制并使其得到有效实施,可以避免这种问题的出现。

　　首先,需要为公立医院建立一整套的问责机制,对医院内部的诸多工作领域制定规则并进行合规性监督,包括医院理事会的任命和运行、会计和财务(内审与外审)、保证病人安全的流程、参加质量保证项目等。为了保证问责机制的有效性,必然需要令问责机构作为第三方独立于医院的管理层,同时对医院的管理者进行制约,既包括经济上的,也包括行政上的。浙江省东阳市在如何建立公立医院问责机制上提供了很多值得借鉴的经验,其关键环节在于院长与董事会签定与其收入挂钩的绩效协议,如果绩效差,院长可能会失去工作。董事会对医院财务情况进行内部审计,审计局进行外部审计。董事会依据一系列指标体系评估医院绩效。总的来说,给予医院更多自主权的目的在于使公立医院的运行更加有效,资源的配置更加合理,服务质量得到提高。但是自主权不等于放任不管,它同样需要制约与平衡机制。因此,行之有效的监督治理机制是确保公立医院高效稳健运行的关键。

其次,需要建立与问责机制相容的激励机制。任何个体和组织的行为都受到激励机制的影响,建立积极有效的激励机制也是当前解决公立医院效率低下的方式之一。这些激励因素可能是财务或非财务的,也可能是正向的或者负向的,通常体现在如何对医院和医务人员进行补偿,但同时也包含卫生服务机构和更广泛意义上的卫生服务体系的文化对行为的激励作用。在具体操作上,一方面,可以改变完全由政府负担医院财务状况盈亏的模式,在自主权逐步下放给医院的同时,让医院逐步承担超值预算的财务风险。政府按照其服务质量与效率指标、财务指标的达标情况进行资金拨付,这样就没有任何激励机制鼓励医院多提供服务或减少服务,而将医疗服务的效果趋向于一个最优水平。另一方面,可以借鉴发达国家经验,通过在每家医院安装统一的标准化成本核算系统,加强对医院的监督。在技术上,将该系统与医保的服务购买部门、合同管理部门和上级监督部门等相连接,实现一体化信息管理;在功能上,除了可以作为医院管理人员监督各科室投入成本的工具之外,医保的服务购买和合同管理部门也通过该系统产生的数据对所有医疗机构及服务成本进行比对,分析效率与生产率并以此作为拨付资金和制定年度预算额度的标准之一。

最后,在公立医院逐步获得越来越多的自主权并完成角色职能的转型之后,更为关键的要素就在于"人"的管理,公立医院亟须提高其进行内部管理的能力。因此,这就对医院管理人员的综合素质提出了极高的要求。一方面,需要他们有宏观层面的规划领导能力,对医疗行业和医院的未来发展有清醒而深刻的认识,制定长期和短期发展规划,合理调配使用资源,提高医院整体运行效率。另一方面,需要他们有微观层面的协调监控能力,在行政后勤管理、人力资源和绩效监督方面制定详细的指标体系,使其共同确保公立医院的有效运行。① 这种现代化的管理系统需要具备各种必要能力和专业知识的管理人员,医院也急需建立具备职业化医院管理能力的专业人才梯队以应对未来的发展。

（3）医疗卫生队伍建设。在过去的近二十年里,中国的医疗卫生队伍建设取得了显著的成果,医务人员的数量显著增长,到 2013 年超过了 700 万人。2003—2013 年的十年间,医学院校毕业生的数量翻了一番,特别是护理人员(增长了 108%)和执业医师(增长了 41%)的数量有了明显的增长。② 尽管医疗卫生队伍的绝对人数有了显著提高,但是医疗卫生人力资本还存在着内部结构失衡、外部分布不均和人力制度不合理的问题。从内部结构看,中国的全科医生数量显著低于专科医生,基层卫生机构人员短缺。从外部分布看,由于我国的卫生人力资源受到人员编制的管控,同时医生行医执照与医疗机构直接挂钩,极大地限制了人员的合理流动,从而造成了医疗人才分布不合理、医疗人员后备力量薄弱的局面。从人事制度看,存在着医务人员报酬水平总体较低、医生与医院的激励补偿机制不合理、医疗机构聘用医务人员的自主权很小等问题。

解决当前医疗卫生队伍内部比例失衡问题的关键在于建立全面高效的基层卫生人才队伍管理体制,这也是实现分级诊疗的关键。首先要从医疗卫生教育入手,将全科医疗作为一种新专业引入医学院的教育。并将其与其他专科医学专业置于相同的地位,从教育层面予以重视,鼓励广大考生报考学习。同时,各大医学院校需要扩大培养能力,以全科医疗为专题建立一支完整全面的学科队伍,确保该专业的学生接受高质量的教育。其次要引入专门面向基层卫生服务的职业发展路径。清晰的职业发

---

① 世界银行、世界卫生组织、财政部等:《深化中国医药卫生体制改革　建设基于价值的优质服务提供体系》。

② 同上。

展路径对基层卫生服务人员而言存在极大的激励作用。当基层工作者能够看到自己长远的职业发展空间时,可以增强他们对当前工作的信心,提高服务质量。最后,要提高基层卫生服务人员的薪酬水平,以经济激励的手段留住更多的人才,增强基层卫生服务岗位的竞争力和吸引力,并提高工作人员的积极性和工作满意度。

与此同时,要改革薪酬制度,为医疗卫生服务人员提供有力的绩效激励。目前而言,我国的医疗卫生服务人员的薪酬还处于较低水平。根据《2012 年全国卫生财务年报》统计,基本工资平均占医务人员总薪酬的 22.9%,津贴和绩效工资分别占 20.5% 和 56.6%。如果单独考虑城市医院,这种现象会更加明显。虽然固定工资与绩效工资相结合的形式是一种有效的激励手段,但是对于我国的医疗卫生发展现状来说,需要进一步调整其薪酬的内部结构和计算方式。一方面,要提高薪酬结构中固定工资的比例,以保持医生的基本生活水平和行业稳定;同时需要调整计算绩效工资的方式,将传统的"与医院创收金额挂钩"改为对医生服务质量和服务效率的评价。这样既能实现对医生的激励,又能减少过度用药、过度诊疗的情况,提高医疗服务的质量。另一方面,要想解决医疗卫生人力外部分布失衡的问题,还需要增加对农村和边远地区医务人员的补贴。除了行政政策上的人才支援和帮扶外,还需要通过经济激励以外的方式鼓励并吸引优秀医学人才主动前往边远地区工作,提高边远地区的医疗卫生水平。

此外,在卫生人力制度方面,改革的关键之一在于改革人员编制管理制度。目前看来,人员的编制制度和医疗执照与医疗机构单一绑定的现状造成了卫生系统人力资源管理和整个医疗卫生市场的低效率。通过制度和行政命令限制了医生在人才市场的合理流动,公立医院与下级医院医疗水平差距悬殊,资源配置不合理,也不符合卫生领域改革的整体方向。这方面的改革可以从以下四个方面入手：第一，进一步将人力资源管理的自主权利下放给医院。医院可以根据自身发展情况制订每年的招聘计划和招聘要求，使医疗卫生服务人员数量趋于最优水平，进一步提高医院运行管理的效率。同时，医院内部取消编制与非编制的区别，取而代之的是统一的劳动合同制，在合同中明确医师和医院的权利与义务。第二，为了增加医务人员的流动性，可以考虑将执业许可证与医疗机构脱钩，全面实施医师的多点执业政策。例如，在广东省，多点执业政策并不限制医生可以工作的医疗机构的数量，只要他们能与每个机构都达成协议。我国可以考虑将这一制度在全国范围内进行推广，逐步放开对医师多点执业的限制，利用市场机制对医师资源进行合理配置，平衡当前的医疗卫生队伍的分布。这样也有利于缩小公立医院与下级医院等医疗机构的服务水平差距，提高全国医疗服务的平均水平，进一步改善医师薪酬较低的现状。第三，在取消了编制与非编制的区别后，还需要将配套的福利政策予以修正。如为统一签订标准化劳动合同的医务人员提供均等的工伤、养老、住房公积金的非工资福利。最后，政府应考虑采用不同的方式对医疗机构提供财政补贴。虽然政府将更多的自主权下放给医院，但并不意味着政府将就此"放任"医院的发展，而是应逐步改革其对医院转移支付的方式，即逐渐从与编制挂钩的补贴方式转向与产出和服务效果挂钩的补贴方式，只有这样才能保证平稳过渡并实现改革目标。以上改革步骤将有助于最终取消已不适应卫生人力发展的人事编制制度。

4. 合理激励与有效监督参保患者、定点医院和医保部门

医疗保险无法回避的问题是其天生存在的"信息不对称"和"道德风险"问题。所以，只有通过科学、合理的激励制度和监督方法，才能保障医保体系能够实现良性运作。对此，我们提出的这套体系包括医疗保险道德风险信息系统、道德风险承诺机制、道德风险监督系统和防范道德风险

激励机制四个部分。

(1) 建立医疗保险道德风险信息系统。这个信息系统包括社区居民医保道德风险信息系统、医院道德风险信息系统和医保基金信息系统。

首先,根据社区对于居民信息掌握最为充分的特点,将居民医保道德风险信息系统建立在社区层面上。这需要定期地向社区居民公布该社区居民使用医疗服务和医保基金的总体情况及居民以往的道德风险信息,包括居民总体当期就诊和住院的费用、次数、医保基金自付与共付的情况以及居民个体是否曾经存在道德风险问题的信息。

其次,针对医院容易产生"信息不对称"和"道德风险"的问题,通过病人的历史数据,逐步建立完善的医院道德风险信息系统。这需要定期向社会公布辖区医院提供医疗服务和使用医保基金的情况及医疗机构以往的道德风险信息,包括医院提供诊疗、药品和住院的收益、次数、医保基金支出情况以及医疗机构是否曾经存在道德风险问题的信息。

最后,建立基层政府医保部门的医疗保险基金信息系统。该系统定期向社会公布医保基金的收入与支出情况及是否存在挪用等信息。这些信息为有效监督患者、医生和医保部门的资金使用行为提供了依据。

(2) 建立医疗保险道德风险承诺制。这个制度包括参保人道德风险承诺制、医院道德风险承诺制和医保部门道德风险承诺制。这三项道德承诺制要求参保人、医院和医保部门做出各自主动防范道德风险的承诺。参保人在参保时,要承诺不过度使用医疗服务,并主动监督他人的行为。医院在签订定点医疗服务协议时,要承诺既不允许医生诱导消费医疗服务,也不允许医生拒绝提供医疗服务,并保证提供高质量的服务。医保部门要承诺其工作人员不挪用医保基金,并保证高效管理基金。然而,医保道德风险承诺的兑现有赖于对参保人、医院与医保部门进行有效监督与合理激励。

（3）组建防范道德风险行为的监督系统与激励机制。该道德风险监督系统包括社区居民监督委员会、医疗机构医疗服务监督委员会和医保基金监督委员会。防范医疗保险道德风险的激励机制包括参保人激励机制、医疗机构激励机制和医保基金运行激励机制。

首先，社区居民医保道德风险监督委员会的成员由所在社区居民选出。对于社区居民医疗道德风险信息系统公布的信息，委员会应定期地组织社区居民召开医保道德风险监督会议。如果发现社区参保居民可能有道德风险问题，允许被怀疑的居民提供自己没有过度利用医疗服务的证据。另外，委员会可以邀请社区非定点医疗机构进行鉴定。如果被怀疑的居民确实存在问题，委员会应根据参保人激励机制给予一定惩罚，例如提高下一年自付比例。对于没有问题的参保人，委员会应根据激励机制给予奖励，如自付比例随参保时间的增长而降低。

其次，医院医保道德风险监督委员会由医保部门代表、定点医疗机构代表、非定点医疗机构代表和社区居民代表组成。如果委员会发现医疗机构可能存在道德风险问题，应根据医疗机构激励机制给予一定惩罚，比如追回多余所得，减少政府补助或取消协议。医院对有问题的医生进行惩罚并公布结果。对于没有问题的医疗机构，委员会可以根据激励机制给予一定奖励，比如增加政府的补助或者延长协议年限。

最后，医保基金监督委员会由社区居民代表、定点医疗机构代表、非定点医疗机构代表和医保部门代表组成。根据医保基金信息系统公布的信息，该委员会定期组织监督会议。如果发现工作人员可能存在道德风险问题，允许被怀疑的工作人员提供未擅自挪用资金及其他相关证据。如果被怀疑的工作人员确实存在道德风险问题，该委员会应根据基金运行激励机制给予一定惩罚，比如追回损失、追究责任或辞退。对于没有问题的工作人员，该委员会应根据激励机制给予一定奖励，比如提高绩效工资。

综上所述,只有先放宽和取消对参保人的限制性规定,他们才能顺畅地享受基本医疗保险制度赋予的权利;只有改变对医疗机构的限制性规定,它们才能发挥积极的作用,限制性规定的取消为监督和激励创造了条件。要防范道德风险,基本医疗保险制度中的每个主体都应该为自己做出承诺。然而,只有构建了多方位的监督与激励机制,承诺才能变成现实,"看病贵"的问题才能早日解决。

7.3.2　建立全国性的农民工基本医疗保险体系统筹方式

农民工流动性强、工作更换频繁的特点,要求我们必须要为其建立全国性的基本医疗保险统筹体系。而这样的体系一旦形成,不仅能够方便农民工就医与医疗账户的管理,更使得农民工的迁移可以完全不因异地就医与报销问题而受到阻碍,从而在一定程度上抵消我们前文所发现的"拉回效应"与"枷锁效应"。然而,建立全国性的农民工基本医疗体系统筹方式任重道远,其中所涉及的种种人力物力及技术层面上的细节也绝非本研究所能一一道明,所以本研究仅将"四步走"的大致路线罗列如下:

（1）第一步:建立个人账户,与城市职工基本医疗保险制度接轨。针对目前户籍制度依然存在、医保体制被二元分割、地方政府财政能力不足、劳动力市场无法同工同酬的现状,只能先推行对农民工进行大病统筹的医保模式。但是随着户籍制度改革的深入以及户籍身份限制的逐步消除,劳动力市场的逐步规范,特别是农民工个人收入、企业收入和国家财政收入的提高,应该适时地建立个人账户与社会统筹相结合,个人缴费、企业缴费与政府补助相结合的医疗保障制度,实现农民工医疗保障制度与城镇职工基本医疗保险制度相统一,实现二者的并轨。

（2）第二步:提高统筹层次,实现统筹层次的全国化。通过这一步骤实现城市间基本医疗保障标准的统一化。目前我国医疗保险处于省级统筹,有的地区甚至还停留在市级统筹层次上,十分不利于劳动力的跨省区流动。而农民工的流动往往是跨省市的,群体的流动性导致他们经常会由于被纳入体系的不一致或转移接纳登记系统的缺失而断保或退保。所以,农民工和企业在缴纳保费时常有无法获保的担忧,而无法统筹保障的现状也证实了他们的担忧,从而造成了他们投保动力不足的问题。因此,实现农民工医疗保险统筹的全国化就显得十分必要,在短期制度设计中,各个城市需要打好统一化管理的基础,为提高农民工医保的统筹层次打造有利的制度环境。由于统筹医保核心分歧在于医保资金的管理与控制权责归属问题,为此明确各级政府部门的权限与责任是重中之重。而这一改革的最艰巨的任务必须落在最高统筹部门身上,需要做好统筹预算工作,并明晰不同级别政府部门的权限,根据政府工作责任确定资金管理和监督权限。

(3)第三步:建立全国统一的劳动者个人终身医疗保险账号,形成全国统一的医疗保障。为实现全国范围内统一的医疗保障,可以推出与居民身份证号码挂钩的个人终生养老保险账号。在现有的技术下,建立统一的全国社会保障信息系统已不存在技术问题,以云处理的方式建立存储投保人医保历史与迁徙过程的全国性统一医保处理网络已满足条件且充分合理。对于跨域城市打工,且从事过多个工种与职业的农民工来说,实现医保的可持续和可流动则将不再是奢望。如果农民工不再受制于参保、退保、断保等繁琐的程序,那么城乡劳动力流动的问题则会得到一定程度的解决。在此基础上,如果真正实现同工同酬及农民工与城镇职工统一待遇,那么全国范围内劳动力就能够在市场机制的作用下实现自由流动和有效配置。

(4)第四步:实现城乡医疗保障制度的对接,从根本上解决进城农民工的医疗保障问题。在当前中国城市化和工业化明显加快的形势下,城乡分割正在经济上飞速消亡,人为地将城乡居民医保制度采取分割处理、封闭运行的方法已然跟不上时代的步伐。只有尽快实现城乡医保的对接,才能促进农民工群体向城镇新居民的身份认同,从而加速农民工这一群体作为特定时期经济现象的"终结",从而在根本上解决进城农民工的医疗保障问题,最终实现全国范围内及城乡之间医保制度的衔接和一体化。

在总结城镇居民医保和新农合运行情况以及地方探索实践经验的基础上,党中央、国务院已经明确提出整合城镇居民医保和新农合两项制度,建立统一的城乡居民基本医疗保险制度。国务院于2016年初颁发了《关于整合城乡居民基本医疗保险制度的意见》,就整合城乡居民医保制度政策提出了"六统一"要求:统一覆盖范围、统一筹资政策、统一保障待遇、统一医保目录、统一定点管理和统一基金管理。城乡居民医保制度覆盖范围包括现有的新农合和城镇居民医保的(应)参保人员,即覆盖除职工基本医疗保险应参保人员以外的其他所有城乡居民。

目前,已有部分地区实现了城乡居民基本医疗保险制度的整合。各地一般按照"先归口、后整合"的路径理顺行政管理体制,按照"筹资就低不就高、待遇就高不就低、目录就宽不就窄"的原则统一政策,采取"一制多档、筹资与待遇相衔接"的方式逐步过渡,建立起统一城乡的居民基本医疗保险制度,同时,整合经办管理资源,实行一体化经办服务。通过完善医保信息管理系统,提升信息化管理水平,并妥善处理特殊问题,做好制度衔接和实现平稳过渡。总体来看,地方的探索为全国范围内整合城乡居民医保制度提供了有益借鉴。部分地区的整合取得了初步成效,扩大了基金的抗风险能力,一定程度上避免了重复参保、重复补贴、重复建设等问题。但由于缺乏顶层设计和系统推动,医保制度与医疗服务体系协同发展有待进一步加强,医保制度的筹资公平性有待进一步改进。①

7.3.3 配合可能进行的户籍制度改革

户籍制度通过个人的户籍所在地将同一个国家的公民划分为城市居民与农村居民,在此基础上将生产与生活要素按照差异性的制度进行划分。在这样形成的城乡二元格局之中,农民工虽然工作生活在城市之中,但由于户籍的限制,按照归属地原则仍然被排除在城市医保保障制度之外。目前,中国是世界上仅有的三个实行户籍制度的国家之一(另外两个国家分别是朝鲜和贝宁)。这样的做法不仅伤害了一大部分人群的利益,更对整个国家的劳动力流动和城镇化建设有极大的损害。因此,从社会全局的发展角度考虑,要想真正地建立起农民工的医疗保障制度,只有通过户籍制度改革及其配套改革措施,使农民工获得与城市公民平等的社会身份,有一个平等竞争的平台,在用工制度、劳动管理、工资制度、子女教育等上享受和城市职工一样的待遇,破除医疗、就业、教育等方面对外籍户口人员的桎梏,从而消除这一造成社会不平等问题的因素。

我国现行的户籍制度是在计划经济建立之初,为集中资源优先发展城市而防止农村人口大规模涌入城市消磨城市初期工业化成果所采取的限制性政策。这一政策肇始于 20 世纪 50 年代,虽然在计划经济时期对稳定社会起到过积极的作用,但是,到了今天,户籍制度的存在已经失去其客观基础,反而成为阻碍我国社会经济发展的障碍,因而逐步取消户籍制度已经势在必行。几十年来,我国的户籍制度经历了长期的改革过程。可喜的是,从 20 世纪 80 年代后,户籍制度已经不再对人口的跨区域流动

---

① "国务院解读整合城乡居民基本医保",中国城乡统筹发展网,http://www.zgcxtc.cn/jkys/html/77529.html。

产生实质性的限制作用。但是,由于大部分社会保障和福利政策没有进行同步改革,户籍仍决定着公众是否能够享受诸多社会保障政策,包括教育、住房、公用事业补贴和社会保障等,对人们能否获得子女上学和正规部门就业的机会也有很大影响。学术界普遍认为,深化户籍改革可以极大地促进社会公平,提高效率。另一个普遍共识则是,户籍改革将是一个渐进的、富有挑战性的过程。

户籍改革的最终目标是要使户籍变成一个纯粹的人口登记制度,把它与社会福利完全分开。户籍改革一直伴随着中国经济的整体发展而进行,是我国经济社会转型过程的重要组成部分,我国的户籍制度改革主要经历以下过程[①]:户籍改革之初,先是鼓励农业人口转向乡镇企业从事非农就业,随后鼓励他们进入中小城市,最后才放宽进入大城市的限制。其结果是,20 世纪 90 年代中期农民工开始大规模向城市流动。21 世纪头 10 年,政策重点越来越转向改善农村福利和深化城乡一体化改革,但大中型城市的户籍改革仍局限在本地(O'Keefe and Wang,2012)。在全国层面,需要进一步放宽农村人口向中小城市转移的条件。从具体步骤来说,第一步是为建立全国统一的居住证制度制定政策发展规划,并着手将户籍制度与福利政策分离。虽然在短时间内制定并推行全国统一的居住证申请标准不太现实,但各个城市可根据本地情况制定具体标准(如在本地的居住年限或社保缴费年限),并根据需要设置一些必要的通用指标。标准的制定可以借鉴类似广东的积分制度,同时避免标准过于僵化。2009 年,广东省中山市率先出台了一项根据积分转户口的制度。它主要针对广东省内的农民工,而居住证制度则适用于其他外来人口。一个人

---

①　Wang,Okeefe and Song (2012)对 1958 年以来户籍制度的演变和改革进行了简要回顾。

的积分根据其教育、专业技术证书和职业、社保缴费年限、义务献血或做义工等对社会做出的贡献以及政府奖励等进行计算。同时,鼓励所有外来人员申请居住证,以获得额外的公共服务和福利。[①] 目前,北京先后发布《北京市实施〈中华人民共和国工会法〉办法》和《北京市积分落户管理办法(试行)》。两项新政出台,意味着自 2016 年 10 月 1 日起,北京暂住证将升级为居住证。同时,已酝酿一年多的北京积分落户政策将于 2017 年 1 月 1 日起试行。积分落户即将成为继高校应届毕业生、人才引进、亲属投靠、工作调动之后,又一条落户北京的渠道。

第二步是逐步推广居住证制度和放宽落户标准。基于之前制定的全国居住证制度发展规划,逐渐扩大居住证登记的范围并进一步放宽落户的标准。可以先从本市农村地区的居民开始,逐步扩展到所有本省户籍居民,直到最终扩展到允许外省的人口也可以申请居住证。近年来,重庆、成都、广东等城市试点户籍制度改革取得了丰富而宝贵的经验,它们均力求分步骤地实现社会福利均等化,也对全国性改革提供了有效借鉴(Wang *et al*.,2012)。重庆用转户口来鼓励农民全家进城,但这只适用于重庆本地的农村居民。农民工要将户口从农村转到城市,需要在当地工作或经商 5 年以上,或在当地购买了商品房,或是进行了一定规模的投资或缴税。[②] 成都实行的居住证制度,分为临时和长期两种。居住证和转户口都只适用于成都本市农村地区的居民,本地流动人口如果在城市居住 1 个月至 1 年,可申请临时居住证,如果居住超过 1 年则申请长期居住证。如果本市的流动人口签订了就业合同、进行工商注册、购买住房或是居住证持有者的抚养对象,那么就可以申请获得居住证。居住证持有

---

① 《中山市流动人员积分制管理实施细则》(中府〔2009〕113 号)。
② 《重庆市人民政府关于统筹城乡户籍制度改革的意见》(渝府发〔2010〕78 号)。

者能比临时居住证持有者享受更多的公共服务和福利,并可以转户口实现本地落户。[①] 而上海则采取的是一种更严格的居住证制度,上海的居住证制度优先考虑三类人员:(1) 有大学学历或特殊才能的人员和在上海工作、经商或投资的人员及其家人;(2) 有稳定工作和住房的人员;(3) 与有上海户口的家人团聚的人员。持有居住证的居民享受与本地居民同样的公共服务,包括子女教育、医疗和计划生育服务、培训、社会保险和驾驶执照办理等。[②] 他们需要参加上海社会保险 7 年以后才可以申请上海户口,而且上海对转入户口人数有限额,至今获得上海户口的外来人口数量还很少(Wang *et al.*,2012)。

第三步是确定流动人口在获得居住证之后可享受到哪些权益,以及获得各种权益的先后次序。虽然在改革的初始阶段,由于客观条件的限制无法对所有福利政策采取均等化的放宽政策,但是随着居住证制度的推广以及与社会福利政策的"脱钩",确定一个可以逐步获得这些福利的路线图和时间表是非常有必要的。这样的路线图不仅能够为流动人口带来良好的政策预期和工作信心,也有助于政府有规划地稳步推进相关配套改革的进程。

当全国性居住证制度实行后,如何筹集流动人口在社会保障福利项目上的资金是当前深化户籍改革的重点和难点。根据当前中央地方财权事权的划分,地方政府主要负责筹集用于社会服务和社会保障项目所需的多数资金,但其财力和所能利用的公共资源十分有限。如果要打破户籍制度制约,并要求地方为农民工及其家庭提供均等化的社保福利,这将对地方财力提出巨大挑战。由此可以看出,改革的收益是全国性的,地方

---

①　《成都市居住证管理规定》(政府令第 170 号)。
②　《持有〈上海居住证〉人员申办本市住户口试行办法》(沪府发〔2009〕7 号)。

政府却承担了改革的主要成本。这是一个典型的外部性问题,外部性的存在导致各地方政府难以开展统一的集体行动。户籍改革的难点不仅仅在于政策的设计,更主要的在于涉及中央与地方政府之间的利益博弈。地方城市为户籍改革的顺利推行提供了大量资金,但其收益的获得是部分的、长期的和不可预见的。因此,地方城市鲜有动力进一步深化改革。这一问题的解决就需要在改革户籍制度的同时做好一系列的社会保障制度的配套改革:

第一阶段,进一步推进各地户籍改革试点,着手建立全国性的居住证制度的规划框架,制定福利政策向流动人口开放的路线图和时间表。与此同时,在全国范围内统一实施基本公共服务和社会福利均等化的专项规划,持续提高农村福利水平,缩小城乡差距,进一步打破城乡二元隔离现状。统筹协调城乡一体化的关键政策是真正提高社会保障统筹水平,例如医疗保险需要实现地市级统筹,并在全国范围内发放社会保障卡。

第二阶段,在全国推行居住证制度,出台转换户口的相关要求和标准。此外,继续实施均等化项目。而在基本社会政策城乡一体化进程中,要对农村地区及落后地区的实施情况予以特别关注。同时,实现社保体系全覆盖,进一步提升社会保障水平,将医疗保险由上一阶段的地市级统筹提升至省级统筹,对低保和其他社会救助项目建立全国性标准。

第三阶段,在涉及流动人口的社会福利项目资金上重新进行财政分摊,减轻地方政府的财政压力。可以考虑实施全国性的净结算制度,为地方政府积极参与改革提供激励,进一步降低转换户口的门槛和要求。同时,需要在各地的预算管理体系和经济社会发展规划中详细列支户籍改革的资金需求,并为流动人口的社会福利资金设立专项账户,并设立调剂金补偿流动人口输入地的净成本支出。

第四阶段,向所有居民颁发居住证,还原户籍制度的人口登记功能,户口向所有外来人员放开的同时,根据常住人口信息建立标准预算方法。

从长远来看,随着户口制度的逐渐放宽并最终达到仅具有社会人口管理职能而失去流动限制效果时,"农民工"这样的词汇也就将随之消失在了历史的长河中,农民工与城市职工在待遇上的不同也会因为无差别的人类劳动而最终消失。而那时,在社会医疗保险方面,所有的工人阶层所拥有的可选择的医疗保险必将是相同的,医疗保险因素也无法再对人口流动造成重要的影响,促进劳动力这一生产要素得以充分而自由的流动,以实现社会资源的最优配置。

可想而知,这一目标的实现必将是一个较为漫长的过程,绝非一朝一夕可以完成。但是,只要明确目标,在长期中稳步推进医疗保险制度的改革和户籍管理制度的变革,及时解决改革过程中新出现的问题,并及时出台针对农民工群体的新型户口管理政策和更符合其实际需要的医疗保险制度,那么随着我国城镇化进程的推进和城乡劳动力市场的进一步完善,以上目标必将实现。

参 考 文 献

[1] 埃莉诺·奥斯特罗姆,《公共事物的治理之道》,余逊达、陈旭东译。上海:上海三联书店,2000 年。

[2] 白南生、李靖,"城市化与中国农村劳动力流动问题研究",《中国人口科学》,2008 年第 4 期,第 2—10 页。

[3] 保罗·萨缪尔森等,《经济学》(第十二版),萧琛译。北京:中国发展出版社,1992 年。

[4] 保罗·萨缪尔森等,《经济学》(第十四版),胡代光等译。北京:北京经济学院出版社,1996 年。

[5] 蔡昉等,"户籍制度与劳动力市场保护",《经济研究》,2001 年第 12 期,第 41—49 页。

[6] 蔡昉等,"劳动力市场扭曲对区域差距的影响",《中国社会科学》,2000 年第 2 期,第 4—14 页。

[7] 蔡高晨、董朝晖,"按人头付费的'常德模式'",《中国社会保障》,2014 年第 2 期,第 76—79 页。

[8] 曹明、丁江萍,"商业保险在农民工社会保险保障中的作用及政策分析——商业保险与社会保险的互替效用研究",《时代金融》,2010 年第 2 期,第 11—14 页。

[9] 陈信勇、金向英,"农民工医疗救助研究",《浙江大学学报(人文社会科学版)》,2006 年第 6 期,第 128—135 页。

[10] 陈瑶等,"我国医疗保险对城镇居民直接疾病经济负担影响研究",《中国卫生经济》,2009 年第 2 期,第 13—16 页。

[11] 陈钊等,"服务价格市场化:中国医疗卫生体制改革的未尽之路",《管理世界》,2008 年第 8 期,第 52—58 页。

[12] 程令国、张晔,"'新农合':经济绩效还是健康绩效?",《经济研究》,2012 年第 1 期,

第 120—133 页。

[13] 程名望、史清华,"个人特征、家庭特征与农村剩余劳动力转移———一个基于 Probit 模型的实证分析",《经济评论》,2010 年第 4 期,第 49—55 页。

[14] 程名望等,"中国农村劳动力转移动因与障碍的一种解释",《经济研究》,2006 年第 4 期,第 68—78 页。

[15] 程姝,《城镇化进程中农民工市民化问题研究》,东北农业大学,2013 年。

[16] 邓海巨等,"上海市普陀区 1988—2003 年法定传染病死亡率分析",《上海预防医学杂志》,2004 年第 7 期,第 320—321 页。

[17] 邓宇鹏、王涛生,"中国民工短缺的制度分析",《经济学动态》,2005 年第 5 期,第 68—72 页。

[18] 丁少群,《我国新型农村合作医疗制度及其可持续发展研究》,西南财经大学,2006 年。

[19] 傅利,《农民工医疗保险实施中的问题与对策研究》,湖南大学,2012 年。

[20] 龚文海,"农民工医疗保险:模式比较与制度创新———基于 11 个城市的政策考察",《人口研究》,2009 年第 4 期,第 92—98 页。

[21] 辜胜阻等,"中国特色城镇化道路研究",《中国人口、资源与环境》,2009 年第 1 期,第 47—52 页。

[22] 郭震,"基于内生选择性转换模型的劳动力城乡转移动因分析",《农业技术经济》,2014 年第 10 期,第 48—57 页。

[23] 郭忠华,"农民工问题的研究现状与视角创新",《中山大学学报(社会科学版)》,2015 年第 3 期,第 161—169 页。

[24] 国务院,《'十二五'期间深化医药卫生体制改革规划暨实施方案》(国发〔2012〕11 号)。

[25] 国务院城镇居民基本医疗保险试点评估小组,《城镇居民基本医疗保险评估报告》,2008 年。

[26] 韩玉梅,《新生代农民工市民化问题研究》,东北农业大学,2012 年。

[27] 韩长赋,"中国农民工发展趋势与展望",《经济研究》,2006 年第 12 期,第 4—12 页。

[28] 何爱国,"中国农民工问题研究述论",《当代中国史研究》,2009 年第 4 期,第 99—107 页。

[29] 胡彬,"'民工荒'的博弈分析及政策建议",《时代金融》,2006 年第 11 期,第 12—13 页。

[30] 胡宏伟、刘国恩,"城镇居民医疗保险对国民健康的影响效应与机制",《南方经济》,2012 年第 10 卷,第 186—199 页。

[31] 胡牧等,"北京市病例组合定额付费(DRGs-PPS)试点阶段评价",《中国医疗保险》,

2014 年第 4 期,第 48—52 页。

[32] 胡务,"农民工城镇医疗保险与新型农村合作医疗的衔接",《财经科学》,2006 年第 5 期,第 93—99 页。

[33] 黄乾,"农民工医疗保障模式选择影响因素的实证分析",《人口与发展》,2009 年第 6 期,第 23—30 页。

[34] 黄邑生等,"我国按床日付费制度改革的主要做法的比较",《中国卫生经济》,2013 年第 6 期,第 15—17 页。

[35] 贾洪波、王清河,"医疗保障按绩效付费方式的绩效标准研究:来自多国的实践",《中国卫生经济》,2015 年第 10 期,第 13—15 页。

[36] 简新华、黄锟,"中国农民工最新情况调查报告",《中国人口.资源与环境》,2007 年第 6 期,第 1—6 页。

[37] 江芹等,"对'按人头付费'原理及设计的思考",《中国卫生经济》,2013 年第 1 期,第 34—38 页。

[38] 姜晓兵,《农民工医疗保险研究》,西北农林科技大学,2008 年。

[39] 蒋远胜、申志伟,"建立农民工医疗保障的两难困境与对策——基于四川省成都市五城区农民工的调查分析",《农村经济》,2008 年第 1 期,第 78—81 页。

[40] 解垩,"与收入相关的健康及医疗服务利用不平等研究",《经济研究》,2009 年第 2 期,第 92—105 页。

[41] 金成武,"健康变量的讨论:以农民工健康状况研究为例",《中国劳动经济学》,2009 年第 2 期,第 51—77 页。

[42] 金泽虎、蒋耀建,"中国农村人口迁移模型探索——一个对'民工荒'现象新的解释",《南方经济》,2006 年第 4 期,第 41—49 页。

[43] 康来云,"农民工心理与情绪问题调查及其调适对策",《求实》,2004 年第 7 期,第 85—88 页。

[44] 柯雄、李平,"农业村村民就医行为调查及对策分析",《医院院长论坛》,2007 年第 3 期,第 47—53 页。

[45] 寇振霞等,"因病致贫返乡农民工健康状况调查及医疗救助模式探讨",《中国工业医学杂志》,2015 年第 6 期,第 418—420 页。

[46] 蓝春娣、任保平,"关于农民工社会保障问题的思考",《社会科学研究》,2004 年第 5 期,第 106—111 页。

[47] 劳佳奇,《新医改下的杭州市基本医疗保险支付方式改革研究》,浙江财经大学,2014 年。

[48] 李波平,"'民工荒'成因研究综述",《天中学刊》,2011 年第 1 期,第 59—64 页。

[49] 李朝晖,"我国农民工医疗保险方案存在的问题与完善思路",《经济纵横》,2008 年

第 5 期,第 25—28 页。

[50] 李芬,"大学生就医行为与医疗保险",《人口与发展》,2010 年第 1 期,第 85—91 页。

[51] 李建华,"沈阳市农民工健康状况及卫生服务需求调查",《中国公共卫生》,2006 年第 4 期,第 466 页。

[52] 李景文,《农民工市民化障碍及实现途径分析》,中央民族大学,2009 年。

[53] 李珍珍、陈琳,"农民工健康状况影响因素分析",《南方人口》,2010 年第 4 期,第 10—17 页。

[54] 梁鸿等,"上海市城镇职工基本医疗保险支付方式改革的历程及启示",《中国卫生资源》,2013 年第 4 期,第 265—267 页。

[55] 梁维萍等,"太原市农民工卫生服务需要与利用的研究",《中国卫生资源》,2010 年第 2 期,第 67—69 页。

[56] 林娣、焦必方,"我国农民工医疗保险制度:北京、深圳与上海三市比较",《中国卫生经济》,2012 年第 2 期,第 14—16 页。

[57] 刘春生,《常熟市城乡居民基本医疗保险统筹效果的实证研究》,北京协和医学院,2012 年。

[58] 刘根荣,"'民工荒'的成因及其治理:一个微观经济学的分析框架",《人口研究》,2006 年第 6 期,第 47—54 页。

[59] 刘国恩等,"城镇职工医疗保险政策研究:个人账户与医疗支出",《财经科学》,2009 年第 1 期,第 45—53 页。

[60] 刘宏等,"个人信息认知对医疗保障改革的影响",《经济研究》,2010 年第 10 期,第 48—62 页。

[61] 刘继同,"中国特色全民医疗保障制度框架特征与政策要点",《南开学报(哲学社会科学版)》,2009 年第 2 期,第 75—83 页。

[62] 刘立藏等,"我国城乡居民自我药疗现状及对策分析",《中国农村卫生事业管理》,2009 年第 4 期,第 294—297 页。

[63] 刘石柱等,"支付方式对医疗保险费用控制的实证研究——以江苏镇江市为例",《中国卫生事业管理》,2012 年第 12 期,第 909—912 页。

[64] 刘文俊等,"构建全民健康覆盖视角下'医养结合'养老服务模式的必要性",《中国卫生经济》,2016 年第 1 期,第 35—37 页。

[65] 刘小鲁,"价格上限管制下的预付制比较:总额预付制与按人头付费制",《经济评论》,2015 年第 4 期,第 57—69 页。

[66] 刘远立,"一次国际讨论会的结论和决议——第二届提高'人人享有卫生保健'政策的领导水平及发展中国家技术合作国际讨论会",《国外医学(社会医学分册)》,1986 年第 1 期,第 1—5 页。

[67] 陆方文等，"按人头付费与开放式首诊改革：基于城居保入户调查分析"，《中国卫生经济》，2014 年第 6 期，第 37—39 页。

[68] 欧阳力胜，《新型城镇化进程中农民工市民化研究》，财政部财政科学研究所，2013 年。

[69] 欧云清等，"安徽省基层医改政策分析与思考"，《中国农村卫生事业管理》，2016 年第 2 期，第 144—146 页。

[70] 潘国庆等，"流动人口将成为急性肠道传染病控制的重要对象"，《中国公共卫生管理》，1995 年第 3 期，第 170—174 页。

[71] 潘杰等，"医疗保险促进健康吗？"，《经济研究》，2013 年第 4 期，第 130—141 页。

[72] 潘杰等，"体形对城市劳动力就业的影响"，《南开经济研究》，2011 年第 2 期，第 68—85 页。

[73] 彭晓博、秦雪征，"医疗保险会引发事前道德风险吗？理论分析与经验证据"，《经济学（季刊）》，2015 年第 1 期，第 159—184 页。

[74] 戚晶晶、许琪，"农村劳动力跨省流动与流入省吸引力的分析——基于传统劳动力迁移、人力资本、新劳动力迁移与制度变迁理论"，《人口与经济》，2013 年第 3 期，第 53—61 页。

[75] 钱雪飞，"性别差异视角下女农民工城乡迁移个人风险成本的实证研究——基于 1012 位城乡迁移农民工的问卷调查"，《华南农业大学学报（社会科学版）》，2009 年第 4 期，第 8—14 页。

[76] 钱宇等，"浙江省全民基本医疗保险筹资均等化发展及预测研究"，《中国卫生经济》，2016 年第 3 期，第 49—53 页。

[77] 秦立建、陈波，"医疗保险对农民工城市融入的影响分析"，《管理世界》，2014 年第 10 期，第 91—99 页。

[78] 秦立建等，"健康对农民工外出务工收入的影响分析"，《世界经济文汇》，2013 年第 6 期，第 110—120 页。

[79] 秦雪征、洪波，"我国基本医疗保险制度的激励与监督机制——基于道德风险的分析"，《技术经济与管理研究》，2012 年第 8 期，第 75—79 页。

[80] 秦雪征、刘国恩，"医疗保险对劳动力市场影响研究评述"，《经济学动态》，2011 年第 12 期，第 114—119 页。

[81] 秦雪征等，"医疗保险对我国农民工医疗与健康状况的影响"，《经济研究》工作论文 WP221，2012 年。

[82] 秦雪征、郑直，"新农合对农村劳动力迁移的影响：基于全国性面板数据的分析"，《中国农村经济》，2011 年第 10 期，第 52—63 页。

[83] 秦雪征等，"城乡二元医疗保险结构对农民工返乡意愿的影响——以北京市农民工

为例",《中国农村经济》,2014 年第 2 期,第 56—68 页。

[84] 全国总工会新生代农民工问题课题组,"关于新生代农民工问题的研究报告",《江苏纺织》,2010 年第 8 期,第 8—11 页。

[85] 邵爽等,"北京、上海和深圳三地农民工医疗保险制度比较",《中国卫生经济》,2016 年第 3 期,第 25—27 页。

[86] 石宏伟、于红,"农民工医疗保险商业化运作模式初探",《中国卫生事业管理》,2010 年第 5 期,第 310—313 页。

[87] 石智雷、施念,"新型城镇化进程中农民工的长期保障与市民化研究",《学习与实践》,2016 年第 4 期,第 50—58 页。

[88] 宋静等,"南京市农民工卫生服务利用的调查研究",《中国初级卫生保健》,2010 年第 5 期,第 10—11 页。

[89] 苏红等,"多种医疗付费方式的研究",《卫生经济研究》,2013 年第 3 期,第 8—12 页。

[90] 孙海东,《我国农民工医疗保险问题研究》,中南林业科技大学,2013 年。

[91] 孙文凯等,"户籍制度改革对中国农村劳动力流动的影响",《经济研究》,2011 年第 1 期,第 28—41 页。

[92] 王宏丽,"城镇居民医疗保险在探索中前行",《西部财会》,2009 年第 4 期,第 64—65 页。

[93] 王汝志,"农民工养老保险个人账户制度研究",《保险研究》,2011 年第 3 期,第 61—69 页。

[94] 王伟、蔡建平,"三资企业外来工职业危害现状调查",《职业与健康》,2002 年第 3 期,第 9—10 页。

[95] 王文娟,"我国新医改背景下的医疗服务公平研究",《中国人民大学学报》,2016 年第 2 期,第 93—100 页。

[96] 王祥兵,《二元结构背景下的农民工社会管理创新研究》,西南财经大学,2012 年。

[97] 王昕、李靖洁,"关于我国医疗保险支付制度改革问题的思考",《价格理论与实践》,2015 年第 8 期,第 32—34 页。

[98] 王友华、周绍宾,"不同农民工群体医疗保障比较研究",《西部论坛》,2012 年第 2 期,第 13—18 页。

[99] 王玉玫,"建立健全城镇农民工社会保障制度的构想",《中央财经大学学报》,2003 年第 12 期,第 10—14 页。

[100] 王智强、刘超,"中国农村劳动力迁移影响因素研究——基于 Probit 模型的实证分析",《当代经济科学》,2011 年第 1 期,第 56—61 页。

[101] 魏洁、周绿林,"农民工医疗保险现状及模式选择",《中国卫生事业管理》,2010 年

第 1 期,第 31—33 页。

[102] 吴玲玲、陈心德,"我国农民工医疗保险问题研究",《劳动保障世界(理论版)》,2010
年第 2 期,第 36—39 页。

[103] 吴昕霞等,"DRGs 付费试点与临床路径实施情况初步观察",《中国医院管理》,
2013 年第 3 期,第 31—33 页。

[104] 谢春艳等,"我国医疗保险费用支付方式改革的探索与经验",《中国卫生经济》,
2010 年第 5 期,第 27—29 页。

[105] 谢其鑫等,"国外 DRGs 的发展概述及我国中医临床应用浅析",《世界中西医结合
杂志》,2016 年第 5 期,第 729—731 页。

[106] 徐俊,"近 10 年来我国农民工问题研究述评",《农林经济管理学报》,2014 年第 5
期,第 530—536 页。

[107] 许经勇,"中国特色城镇化、农民工特殊群体与发展县域经济",《当代经济研究》,
2006 年第 6 期,第 55—58 页。

[108] 许经勇,"城乡户籍制度下的农村城镇化与'农民工'",《财经研究》,2003 年第 12
期,第 50—54 页。

[109] 薛新东、建晓晶,"医疗保险对健康状况的影响研究综述",《中国卫生政策研究》,
2015 年第 2 期,第 41—45 页。

[110] 杨春华,"关于新生代农民工问题的思考",《农业经济问题》,2010 年第 4 期,第
80—84 页。

[111] 杨翠迎、郭金丰,"农民工养老保险制度运作的困境及其理论诠释",《浙江大学学
报(人文社会科学版)》,2006 年第 3 期,第 108—116 页。

[112] 姚俊,"农民工医疗保险制度运行困境及其理论阐释",《天府新论》,2010 年第 1
期,第 110—113 页。

[113] 姚岚等,"社区卫生服务与城镇职工基本医疗保险制度改革的互动作用",《中国卫
生经济》,2001 年第 5 期,第 15—16 页。

[114] 叶丽梅,《从深圳经验探索适合中国的社会医疗保障营运模式》,华中师范大学,
2014 年。

[115] 于红,《我国农民工医疗保险问题研究》,江苏大学,2010 年。

[116] 于盈,"城镇化进程中的农民工医疗保障问题研究——以广东河源埔前镇为例的
考察",《学术研究》,2010 年第 10 期,第 82—88 页。

[117] 约翰·罗尔斯,《正义论》,何怀宏等译。北京:中国社会科学出版社,1988 年。

[118] 张帆,"农民工医疗保障与就医行为研究",《北京航空航天大学学报(社会科学
版)》,2013 年第 3 期,第 6—14 页。

[119] 张健,"农民工基本医疗保障权转移接续的法律规制",《西南科技大学学报(哲学

社会科学版)》,2016 年第 1 期,第 71—75 页。

[120] 张天昱,《城市发展中的农民工问题研究》,武汉大学,2011 年。

[121] 张晓辉,"农村劳动力就业结构研究",《中国农村经济》,1999 年第 10 期,第 68—
72 页。

[122] 张晓燕等,"按绩效付费模式(P4P)在优化糖尿病管理中的应用",《中国卫生资
源》,2014 年第 5 期,第 351—354 页。

[123] 张瑶,"农民工选择私人诊所就医的深层原因及对策研究",《理论界》,2011 年第 6
期,第 193—195 页。

[124] 张翼,"农民工'进城落户'意愿与中国近期城镇化道路的选择",《中国人口科学》,
2011 年第 2 期,第 14—26 页。

[125] 张忠宁、乐天,"农民工商业保险产品创新",《中国金融》,2014 年第 23 期,第 79—
80 页。

[126] 赵斌、王永才,"农民工医疗保险制度碎片化困境及其破解",《中国卫生政策研
究》,2009 年第 11 期,第 41—46 页。

[127] 赵大海,"我国城市农民工医疗保险发展方向与路径选择",《学术交流》,2010 年第
2 期,第 143—146 页。

[128] 赵凤江、于福池,"新农合住院按床日付费制的实践与思考",《中国医药指南》,2011
年第 8 期,第 339—340 页。

[129] 赵小仕、于大川,"新生代农民工劳动权益保护问题探析——以广东省为例",《重
庆工商大学学报(社会科学版)》,2016 年第 1 期,第 46—51 页。

[130] 赵云、潘小炎,"以按人头付费方式强化基层医疗机构健康管理功能研究",《中国
卫生经济》,2013 年第 8 期,第 39—41 页。

[131] 郑功成、黄黎若莲,"中国农民工问题:理论判断与政策思路",《中国人民大学学
报》,2006 年第 6 期,第 2—13 页。

[132] 周华,《城镇居民基本医疗保险对居民健康水平影响的研究》,厦门大学,2014 年。

[133] 周钦等,"农民工的实际医疗服务可及性——基于北京市农民工的专项调研",《保
险研究》,2013 年第 9 期,第 112—119 页。

[134] 周瑞等,"从北京市 DRGs 试点看医保费用支付方式改革方向选择",《中国医院管
理》,2013 年第 3 期,第 1—3 页。

[135] 朱农,"论收入差距对中国乡城迁移决策的影响",《人口与经济》,2002 年第 5 期,
第 10—17 页。

[136] 朱兆芳、王禄生,"新型农村合作医疗按床日付费制度付费标准的制定",《中国卫
生经济》,2010 年第 11 期,第 42—44 页。.

[137] 朱兆芳等,"云南省禄丰县新农合住院按床日付费支付方式主要做法和效果评

价",《中国卫生政策研究》,2011 年第 1 期,第 32—37 页。

[138] 邹超,《农民工医疗保险的问题及对策研究》,重庆大学,2009 年。

[139] Alessandra, G. and M. Rossi, "Private medical insurance and saving: evidence from the British Household Panel Survey", *Journal of Health Economics*, 2004, 23(4), 761—783.

[140] Anderson, J. G. and C. E. Aydin, "Evaluating the impact of health care information systems", *International Journal of Technology Assessment in Health Care*, 1997, 13(2), 380—393.

[141] Ayanian, J. Z., B. A. Kohler, T. Abe and A. M. Epstein, "The relation between health insurance coverage and clinical outcomes among women with breast cancer", *New England Journal of Medicine*, 1993, 329(5), 326—331.

[142] Baicker, K. and A. Chandra, "The labor market effects of rising health insurance premiums", *Journal of Labor Economics*, 2006, 24(3), 609—634.

[143] Baker, S. R. and K. Williams, "Relation between social problem-solving appraisals, work stress and psychological distress in male firefighters", *Stress and Health*, 2001, 17(4), 219—229.

[144] Bansak, C. and S. Raphael, "The State Children's Health Insurance program and job mobility: identifying job lock among working parents in near-poor households", *ILR Review*, 2008, 61(4), 564—579.

[145] Beaulieu, L. J. and D. Mulkey, "Human capital in rural America: A review of theoretical perspectives", *Investing in people: The human capital needs of rural America*, Boulder, Colorado:Westview Press, Inc, 1995, 3—21.

[146] Berger, M. C., D. A. Black and F. A. Scott, "Is there job lock? Evidence from the pre-HIPAA era", *Southern Economic Journal*, 2004, 953—976.

[147] Berger, M. L., J. F. Murray, J. Xu and M. Pauly, "Alternative valuations of work loss and productivity", *Journal of Occupational and Environmental Medicine*, 2001, 43(1), 18—24.

[148] Bhattacharya, J., D. Goldman and N. Sood, "The link between public and private insurance and HIV-related mortality", *Journal of Health Economics*, 2003, 22(6), 1105—1122.

[149] Bittles, A. H. and I. Egerbladh, "The influence of past endogamy and consanguinity on genetic disorders in northern Sweden", *Annals of Human Genetics*, 2005, 69(5), 549—558.

[150] Blau, D. M. and D. B. Gilleskie, "Retiree health insurance and the labor force

behavior of older men in the 1990s", *Review of Economics and Statistics*, 2001, 83(1), 64—80.

[151] Blau, D. M. and D. B. Gilleskie, "Health insurance and retirement of married couples", *Journal of Applied Econometrics*, 2006, 21(7), 935—953.

[152] Blau, D. M. and D. B. Gilleskie. "The role of retiree health insurance in the employment behavior of older men", *International Economic Review*, 2008, 49 (2):475—514.

[153] Booth, A., A. C. Crouter and N. S. Landale, *Just Living Together: Implications of Cohabitation on Families, Children, and Social Policy*. Oxford: Routledge Press, 2002.

[154] Boyle, M. A. and J. N. Lahey, "Health insurance and the labor supply decisions of older workers: Evidence from a US Department of Veterans Affairs expansion", *Journal of Public Economics*, 2010, 94(7), 467—478.

[155] Brown, M. E., A. B. Bindman and N. Lurie, "Monitoring the consequences of uninsurance: a review of methodologies", *Medical Care Research and Review*, 1998, 55(2), 177—210.

[156] Buchmueller, T. C., K. Grumbach, R. Kronick and J. G. Kahn, "Book review: The effect of health insurance on medical care utilization and implications for insurance expansion: A review of the literature", *Medical care research and review*, 2005, 62(1), 3—30.

[157] Buchmueller, T. C. and M. Lettau, "Estimating the wage-health insurance trade-off: more data problems", Unpublished paper, University of California at Irvine, 1997.

[158] *Buchmueller, T. C. and R. G. Valletta*, "The effects of employer-provided health insurance on worker mobility", *ILR Review*, 1996, 49(3), 439—455.

[159] Cai, F., A. Park and Y. Zhao, *China's great economic transformation*. Cambridge: Cambridge University Press, 2008.

[160] Card, D., "Using geographic variation in college proximity to estimate the return to schooling", No. w4483. National Bureau of Economic Research, 1993.

[161] Chen, L., et al, "The effects of Taiwan's National Health Insurance on access and health status of the elderly", *Health Economics*, 2007, 16(3), 223—242.

[162] Chen, P., Y. Lee and R. N. Kuo, "Differences in patient reports on the quality of care in a diabetes pay-for-performance program between 1 year enrolled and newly enrolled patients", *International Journal for Quality in Health Care*, 2012, 24

(2)，189—196.

[163] Chen，T. T.，K. P. Chung，I. Lin and M. S. Lai，"The Unintended Consequence of Diabetes Mellitus Pay - for - Performance (P4P) Program in Taiwan：Are Patients with More Comorbidities or More Severe Conditions Likely to Be Excluded from the P4P Program?"，*Health Services Research*，2011，46 (1pt1)，47—60.

[164] Cheng，L. J.，"Relationships between economics，welfare，social network factors，and net migration in the United States"，*International Migration*，2009，47(4)，157—185.

[165] Cheng，M.，Qinghua Shi and J. Yang，"From Malthus to Solow：An Explanation for the Motivation and Obstacles Effecting Farmer Labor Emigration in China"，*Economic Research Journal*，2006，46.

[166] Cheng，S. and T. Chiang，"The effect of universal health insurance on health care utilization in Taiwan：results from a natural experiment"，*Jama*，1997，278(2)，89—93.

[167] Chou，S. Y.，J. T. Liu and C. J. Huang，"Health insurance and savings over the life cycle—a semiparametric smooth coefficient estimation"，*Journal of Applied Econometrics*，2004，19(3)，295—322.

[168] Chou，S.，J. Liu and J. K. Hammitt，"National Health Insurance and precautionary saving：evidence from Taiwan"，*Journal of Public Economics*，2003，87(9)，1873—1894.

[169] Currie，J. and J. Gruber，"The technology of birth：Health insurance，medical interventions，and infant health"，No. w5985. National Bureau of Economic Research，1997.

[170] Currie，J. and N. Cole，"Welfare and child health：The link between AFDC participation and birth weight"，*The American Economic Review*，1993，83(4)，971—985.

[171] Cutler，D. M.，L. Sheiner and J. Skinner，*Explaining the Regional Dispersion of Medical Care Costs*. Boston：Mimeo，Harvard University，1999.

[172] Cutler，D. M. and B. C. Madrian，"Labor market responses to rising health insurance costs：evidence on hours worked"，No. w5525. National Bureau of Economic Research，1996.

[173] Cutler，D.，"Market failure in small group health insurance"，No. w4879. National Bureau of Economic Research，1994.

[174] Dave, D. and R. Kaestner, "Health insurance and ex ante moral hazard: evidence from Medicare", *International Journal of Health Care Finance and Economics*, 2009, 9(4), 367—390.

[175] Dong, K., "Medical insurance system evolution in China", *China Economic Review*, 2009, 20(4), 591—597.

[176] Dranove, D., "Demand inducement and the physician/patient relationship", *Economic Inquiry*, 1988, 26(2), 281—298.

[177] Du, Y., A. Park and S. Wang, "Is migration helping China's poor?", Paper Prepared for the Conference on Poverty, Inequality, Labour Market and Welfare Reform in China, 2004.

[178] Ehrenberg, R. G., "The impact of the overtime premium on employment and hours in US industry", *Economic Inquiry*, 1971, 9(2), 199—207.

[179] Ehrenberg, R. G., P. Rosenberg and J. Li, *Part-time employment in the United States*. Oxford: Routledge Press, 1988.

[180] Ehrenberg, R. G. and P. L. Schumann, *Longer hours or more jobs?: An investigation of amending hours legislation to create employment*. Ithaca: ILR Press, 1982.

[181] Evans, R. G., "Supplier-induced demand: some empirical evidence and implications", *The Economics of Health and Medical Care*, 1974, 162—173.

[182] Falaris, E. M., "The determinants of internal migration in Peru: An economic analysis", *Economic Development and Cultural Change*, 1979, 27(2), 327—341.

[183] Ferrer I Carbonell, A. and P. Frijters, "How important is methodology for the estimates of the determinants of happiness?", *The Economic Journal*, 2004, 114 (497), 641—659.

[184] Freeman, J. D., S. Kadiyala, J. F. Bell and D. P. Martin, "The causal effect of health insurance on utilization and outcomes in adults: a systematic review of US studies", *Medical Care*, 2008, 46(10), 1023—1032.

[185] Glied, S. A. and D. K. Remler, *The effect of health savings accounts on health insurance coverage*. New York: The Commonwealth Fund, 2005.

[186] Goldman, D. P., et al, "Effect of insurance on mortality in an HIV-positive population in care", *Journal of the American Statistical Association*, 2001, 96 (455), 883—894.

[187] Gruber, J., "The incidence of mandated maternity benefits", *The American Economic Review*, 1994, 622—641.

[188] Gruber，J.，J. Kim and D. Mayzlin，"Physician fees and procedure intensity: the case of cesarean delivery"，*Journal of Health Economics*，1999，18（4），473—490.

[189] Gruber，J. and A. Yelowitz，"Public health insurance and private savings"，*Journal of Political Economy*，1999，107(6)，1249—1274.

[190] Gruber，J. and B. C. Madrian，"Health insurance availability and the retirement decision"，No. w4469. National Bureau of Economic Research，1993.

[191] Guariglia，A. and M. Rossi，"Private medical insurance and saving: evidence from the British Household Panel Survey"，*Journal of Health Economics*，2004，23（4），761—783.

[192] Haas，J. S.，I. S. Udvarhelyi，C. N. Morris and A. M. Epstein，"The effect of providing health coverage to poor uninsured pregnant women in Massachusetts"，*Jama*，1993，269(1)，87—91.

[193] Hadley，J.，"Sicker and poorer—The consequences of being uninsured: A review of the research on the relationship between health insurance，medical care use，health，work，and income"，*Medical Care Research and Review*，2003，60（2_suppl)，3S—75S.

[194] Hadley，J. and T. Waidmann，"Health insurance and health at age 65: implications for medical care spending on new Medicare beneficiaries"，*Health Services Research*，2006，41(2)，429—451.

[195] Hare，D.，"'Push' versus 'pull' factors in migration outflows and returns: Determinants of migration status and spell duration among China's rural population"，*The Journal of Development Studies*，1999，35(3)，45—72.

[196] Harris，J. R. and M. P. Todaro，"Migration，unemployment and development: a two-sector analysis"，*The American Economic Review* 1970，60(1)，126—142.

[197] Hoffman，C. and J. Paradise，"Health insurance and access to health care in the United States"，*Annals of the New York Academy of Sciences*，2008，1136(1)，149—160.

[198] Holtz-Eakin，D.，"Health Insurance Provision and Labor Market Efficiency in the United States"，No. w4388. *National Bureau of Economic Research*，1993.

[199] Holtz-Eakin，D.，J. R. Penrod and H. S. Rosen，"Health insurance and the supply of entrepreneurs"，*Journal of Public Economics*，1996，62(1)，209—235.

[200] Hu，S.，*et al*，"Reform of how health care is paid for in China: challenges and opportunities"，*The Lancet*，2008，372(9652)，1846—1853.

[201] Hubbard，R. G. J. S.，"Expanding the Life-Cycle Model：Precautionary Saving and Public Policy"，*American Economic Review*，1994，2(84)，174—179.

[202] IOM，*Care without coverage：Too little，too late*. Washington，D. C.：National Academy Press，2002.

[203] Johnson，R. W.，A. J. Davidoff and K. Perese，"Health insurance costs and early retirement decisions"，*ILR Review*，2003，56(4)，716—729.

[204] Kapur，K.，"The impact of health on job mobility：A measure of job lock"，*ILR Review*，1998，51(2)，282—298.

[205] Kong，M. K.，J. Y. Lee and H. K. Lee，"Precautionary motive for saving and medical expenses under health uncertainty：Evidence from Korea"，*Economics Letters*，2008，100(1)，76—79.

[206] Kwack，H.，*et al.*，"Effect of managed care on emergency department use in an uninsured population"，*Annals of Emergency Medicine*，2004，43(2)，166—173.

[207] Lei，X. and W. Lin，"The new cooperative medical scheme in rural China：Does more coverage mean more service and better health?"，*Health Economics*，2009，18(S2).

[208] Leibowitz，A.，*The measurement of labor cost*. Chicago：University of Chicago Press，1983.

[209] Levy，H. and D. Meltzer，"What do we really know about whether health insurance affects health"，*Health Policy and the Uninsured*，2004，179—204.

[210] Lewis，G. J.，*Human migration：a geographical perspective*. London：Croom Helm，1982.

[211] Lichtenberg，F. R.，"The effects of Medicare on health care utilization and outcomes"，*Frontiers in Health Policy Research*，2002，5(3).

[212] Lin，J. Y.，G. Wang and Y. Zhao，"Regional inequality and labor transfers in China"，*Economic Development and Cultural Change*，2004，52(3)，587—603.

[213] Lin，W.，G. G. Liu and G. Chen，"The urban resident basic medical insurance：a landmark reform towards universal coverage in China"，*Health Economics*，2009，18(S2)，S83—S96.

[214] Liu，G. G.，"Urban medical insurance and financing in China：An update report"，Working Paper，2008.

[215] Liu，G. G.，*et al.*，*China Urban Resident Basic Health Insurance-An Assessment Study Report to the State Council Urban Insurance Expert Panel on Urban Basic Medical Insurance*. Beijing：Peking University，2008.

[216] Longest Jr, B. B. , "The civic roles of healthcare organizations. ", *The Healthcare Forum Journal*, 1998, 41(5), 40.

[217] Lurie, N. , et al. , "Termination of Medi-Cal Benefits", *New England Journal of Medicine*, 1986, 314(19), 1266—1268.

[218] Madrian, B. C. , "Employment-based health insurance and job mobility: Is there evidence of job-lock?", *The Quarterly Journal of Economics*, 1994, 109(1), 27—54.

[219] Massey, D. S. , "The social and economic origins of immigration", *The Annals of the American Academy of Political and Social Science*, 1990, 510(1), 60—72.

[220] Massey, D. S. , L. Goldring and J. Durand, "Continuities in transnational migration: An analysis of nineteen Mexican communities", *American Journal of Sociology*, 1994, 99(6), 1492—1533.

[221] Massey, D. S. and K. E. Espinosa, "What's driving Mexico-US migration? A theoretical, empirical, and policy analysis", *American Journal of Sociology*, 1997, 102(4), 939—999.

[222] Monheit, A. C. and P. F. Cooper, "Health Insurance and Job Mobility: Theory and Evidence", *ILR Review*, 1994, 48(1), 68—85.

[223] Olsen, J. P. , *Analyzing institutional dynamics*. Oxford: Oxford University Press, 1992.

[224] Pan, J. and X. Qin, "The impact of body size on urban employment: Evidence from China", *China Economic Review*, 2013, 27, 249—263.

[225] Pan, J. , P. Wang, X. Qin and S. Zhang, "Disparity and convergence: Chinese provincial government health expenditures", *PloS*, 2013, 8(8), e71474.

[226] Parish, W. L. , X. Zhe and F. Li, "Nonfarm work and marketization of the Chinese countryside", *The China Quarterly*, 1995, 14(3), 697—730.

[227] Pauly, M. V. , "The economics of moral hazard: comment", *The American Economic Review*, 1968, 58(3), 531—537.

[228] Penrod, J. R. , *Health Care Costs, Health Insurance and Job Mobility*. Ann Arbor: University of Michigan Press. , 1995.

[229] Philip H, B. and T. Caroline, "Health - seeking behavior and hospital choice in China's New Cooperative Medical System", *Health Economics*, 2009, 18(S2), S47—S64.

[230] Porignon, D. , *et al.* , "The role of hospitals within the framework of the renewed primary health care (PHC) strategy. ", *World Hospitals and Health Services: the*

Official Journal of the International Hospital Federation，2011，47(3)，6—9.

[231] Pringle，T. E. and S. D. Frost，"The absence of rigor and the failure of implementation: occupational health and safety in China"，*International Journal of Occupational and Environmental Health*，2003，9(4)，309—319.

[232] Quinn，J. F.，"Retirement trends and patterns in the 1990s: the end of an era?"，*The Public Policy and Aging Report*，1997，8(3)，10—14.

[233] Ravenstein，E. G.，"The Laws of migration"，*Journal of the Statistical of London*，1885，Vol. 48，No. 2，167—235.

[234] Johnson，R. W.，A. J. Davidoff and K. Perese，"Health insurance costs and early retirement decisions"，*ILR Review*，2003，56(4)，716—729.

[235] Roetzheim，R. G.，*et al.*，"Effects of health insurance and race on colorectal cancer treatments and outcomes."，*American Journal of Public Health*，2000，90(11)，1746.

[236] Rogowski，J. and L. Karoly，"Health insurance and retirement behavior: evidence from the health and retirement survey"，*Journal of health Economics*，2000，19(4)，529—539.

[237] Roodman，D.，"Estimating fully observed recursive mixed-process models with cmp"，Available at *SSRN*: https://ssrn. com/abstract=1392466 or http://dx. doi. org/10. 2139/ssrn. 1392466，2009.

[238] Rosen，S.，"The theory of equalizing differences"，*Handbook of Labor Economics*，1986，1，641—692.

[239] Ross，C. E. and J. Mirowsky，"Does medical insurance contribute to socioeconomic differentials in health?"，*The Milbank Quarterly*，2000，78(2)，291—321.

[240] Rozelle，S.，*et al.*，"Leaving China's farms: survey results of new paths and remaining hurdles to rural migration"，*The China Quarterly*，1999，158，367—393.

[241] Rust，J. and C. Phelan，"How social security and medicare affect retirement behavior in a world of incomplete markets"，*Econometrica: Journal of the Econometric Society*，1997，781—831.

[242] Savas，E. S.，*Privatization and the new public management*. New York: Fordham University Press，2000.

[243] Saver，B. G. and N. Peterfreund，"Insurance, income, and access to ambulatory care in King County, Washington."，*American Journal of Public Health*，1993，

83(11), 1583—1588.

[244] Sheiner, L. and W. Jack, "Welfare-improving health expenditure subsidies", *The American Economic Review*, 1997, 87(1), 206—221.

[245] Short, P. F. and T. J. Lair, "Health insurance and health status: implications for financing health care reform", *Inquiry*, 1994, 425—437.

[246] Slade, E. P., "The effect of the propensity to change jobs on estimates of 'job-lock'", Unpublished Paper (Johns Hopkins University), 1997.

[247] Starr-McCluer, M., "Health insurance and precautionary savings", *The American Economic Review*, 1996, 86(1), 285—295.

[248] Stock, J. H., J. H. Wright and M. Yogo, "A survey of weak instruments and weak identification in generalized method of moments", *Journal of Business & Economic Statistics*, 2002, 20(4), 518—529.

[249] Stroupe, K. T., E. D. Kinney and T. J. Kniesner, "Chronic Illness and Health Insurance - Related Job Lock", *Journal of Policy Analysis and Management*, 2001, 20(3), 525—544.

[250] Sudano Jr, J. J. and D. W. Baker, "Intermittent lack of health insurance coverage and use of preventive services", *American Journal of Public Health*, 2003, 93 (1), 130—137.

[251] Thurston, N. K., "Labor market effects of Hawaii's mandatory employer-provided health insurance", *ILR Review*, 1997, 51(1), 117—135.

[252] Todaro, M. P., "Income expectations, rural-urban migration and employment in Africa", *Int'l Lab. Rev.*, 1996, 135, 421.

[253] Todaro, M. P., "A model of labor migration and urban unemployment in less developed countries", *The American Economic Review*, 1969, 59(1), 138—148.

[254] Wagstaff, A., *et al.*, "Extending health insurance to the rural population: an impact evaluation of China's new cooperative medical scheme", *Journal of Health Economics*, 2009, 28(1), 1—19.

[255] Wagstaff, A. and M. Lindelow, "Can insurance increase financial risk? The curious case of health insurance in China", *Journal of Health Economics*, 2008, 27(4), 990—1005.

[256] Wang, D., J. Song and P. O Keefe, "Understanding the hukou system through quantifying hukou thresholds: methodology and empirical findings", *Background paper*, *World Development Report on Jobs*. The World Bank, Beijing, 2013.

[257] Wang, H., D. Gu and M. E. Dupre, "Factors associated with enrollment,

satisfaction, and sustainability of the New Cooperative Medical Scheme program in six study areas in rural Beijing", *Health Policy*, 2008, 85(1), 32—44.

[258] Wee, S. L., *et al.*, "Effectiveness of a national transitional care program in reducing acute care use", *Journal of the American Geriatrics Society*, 2014, 62 (4), 747—753.

[259] Weissman, J. S., R. Stern, S. L. Fielding and A. M. Epstein, "Delayed access to health care: risk factors, reasons, and consequences", *Annals of Internal Medicine*, 1991, 114(4), 325—331.

[260] White, H., "A heteroskedasticity-consistent covariance matrix estimator and a direct test for heteroskedasticity", *Econometrica: Journal of the Econometric Society*, 1980, 817—838.

[261] Wooldridge, J. M., *Econometric analysis of cross section and panel data*. Boston: MIT press, 2010.

[262] Wooldridge, J. M., "Inverse probability weighted M-estimators for sample selection, attrition, and stratification", *Portuguese Economic Journal*, 2002, 1 (2), 117—139.

[263] Yelowitz, A. S., "The Medicaid notch, labor supply, and welfare participation: Evidence from eligibility expansions", *The Quarterly Journal of Economics*, 1995, 110(4), 909—939.

[264] Yi, H., *et al.*, "Health insurance and catastrophic illness: a report on the New Cooperative Medical System in rural China", *Health Economics*, 2009, 18(S2), S119—S127.

[265] Zang, S. M. W. and L. I. GAN, "The effect of the new rural cooperative medical system on rural household food consumption", *China Economic Quarterly*, 2011, 111.

[266] Zhao, Y., "Leaving the countryside: rural-to-urban migration decisions in China", *The American Economic Review*, 1999, 89(2), 281—286.

[267] Zhu, N., "The impacts of income gaps on migration decisions in China", *China Economic Review*, 2002, 13(2), 213—230.